Bhargesha Mavani
Ruchi Arora

Dentisteria estética na prática pediátrica

Bhargesha Mavani
Ruchi Arora

Dentisteria estética na prática pediátrica

ScienciaScripts

Imprint
Any brand names and product names mentioned in this book are subject to trademark, brand or patent protection and are trademarks or registered trademarks of their respective holders. The use of brand names, product names, common names, trade names, product descriptions etc. even without a particular marking in this work is in no way to be construed to mean that such names may be regarded as unrestricted in respect of trademark and brand protection legislation and could thus be used by anyone.

Cover image: www.ingimage.com

This book is a translation from the original published under ISBN 978-620-8-11623-1.

Publisher:
Sciencia Scripts
is a trademark of
Dodo Books Indian Ocean Ltd. and OmniScriptum S.R.L publishing group

120 High Road, East Finchley, London, N2 9ED, United Kingdom
Str. Armeneasca 28/1, office 1, Chisinau MD-2012, Republic of Moldova, Europe
Printed at: see last page
ISBN: 978-620-8-23736-3

Conteúdo

Agradecimentos

Tenho o privilégio de expressar o meu profundo sentimento de gratidão e os meus sinceros agradecimentos ao meu respeitado professor, *Dr. RUCHI ARORAM.D.S.*, Professor e Diretor do Departamento de Medicina Dentária Pediátrica e Preventiva, Darshan Dental College and Hospital, Udaipur. Sou de facto afortunada por ter a oportunidade de aprender e trabalhar com uma pessoa tão dinâmica, escolástica, simples e genial. A sua atitude em relação à aquisição de competências e conhecimentos profissionais, juntamente com a excelência na vida em geral, é a fonte da minha inspiração. Estou-lhe profundamente grata por me ter transmitido não só a arte de exercer a medicina dentária, mas também a ciência de cuidar dos pacientes da melhor forma possível. Durante todo o tempo, ela orientou-me no sentido de desenvolver uma perspetiva abrangente e uma visão para o futuro.

Gostaria de aproveitar esta oportunidade para agradecer à *Dr.ª Parul Rawat,* M.D.S. Professora de Medicina Dentária Pediátrica e Preventiva, Darshan Dental College and Hospital, Udaipur, por ter sido o meu pilar de apoio neste percurso cheio de obstáculos. Por estar sempre presente em cada passo para me guiar e corrigir. Sempre que eu divagava, o seu incrível dom de explicar coisas complicadas de uma forma simplificada ajudava-me a recuperar a concentração e a colocar-me de novo no caminho certo. Os seus vastos conhecimentos, o seu olhar atento aos pormenores, os seus contributos inestimáveis e oportunos, a sua perspicácia clínica e o seu trabalho árduo têm sido uma força motriz constante que me inspirou a lutar pela perfeição. Foi ela quem realmente fez a diferença na minha vida. Por muito que eu faça para lhe mostrar a minha gratidão, será sempre infinitamente pequeno e, por isso, devo-lhe os meus sinceros agradecimentos.

Estaria a faltar aos meus deveres se não agradecesse ao *Dr. Nipun Jain*, professor principal *do* M.D.S., pela sua pérola de sabedoria, apoio e orientação constantes.

Devo a minha mais sincera gratidão ao *Dr. Vikas Punia*, Diretor da Darshan Dental College and Hospital, por me ter permitido utilizar todas as excelentes instalações da faculdade.

Agradeço calorosamente ao *Sr. B.R.Agarwal,* administrador e ao *Dr. J.K.Tayliya,* administrador do Darshan Dental College and Hospital por me terem proporcionado a oportunidade e as instalações para a realização deste estudo.

Estou igualmente grato aos meus superiores, *Dr. Piyush Kalsariya, Dr. Sravanthi Kunta, Dr. Rashmi Jain, Dr. Neha Kalantri, Dr. Shruti Jain e Dr. Sakshi Runwal*, pelas suas valiosas sugestões e conselhos.

Gostaria de agradecer aos meus colegas de turma, *Dra. Kamna Pahuja e Dr. Gourav*, aos meus colegas *Dr. Alquama, Dra. Pooja e Dra. Shreya*, bem como à minha amiga especial

O Sr. Abhishek Naik e os meus colegas *Dr. Riddhi, Dr. Parita, Dr. Sofia, Dr. Anjali, Dr. Parchi e Dr. Amogh* pela sua assistência e ajuda atempada.

Gostaria também de agradecer a ajuda e a cooperação recebidas do pessoal não docente do departamento, *Sr. Ramesh, Sra. Kaushalya e Sr. Jagdish.*

Encorajamento e apoio incessantes dos meus pais, *Sr. e Sra. Kalubhai e Shobhaben Mavani,* dos meus primos *Punit Mavani, Ketul Mavani, Parth Mavani, Dr. Dipal Mawani, Dr. Isha Mavani, Dr. Kishan Mavani,* que me apoiaram e fortaleceram muito nos momentos difíceis da minha vida e me ajudaram a concluir o trabalho. Finalmente, a minha mais profunda gratidão à minha família pelo seu amor incansável, apoio, *paciência e compreensão durante o curso.*

- Dr. Mavani
Bhargeshabahen Kalubhai

INTRODUÇÃO

A medicina dentária estética é um termo relativo, uma vez que depende do olhar de quem vê e as perspectivas são subjectivas e diferentes para cada indivíduo. O conceito atual de dentisteria estética enfatiza a "invisibilidade", a reparação ou tratamento invisível dos dentes. Esta invisibilidade requer que as propriedades ópticas de cor, brilho e translucidez do material restaurador se assemelhem às da substância dentária.

A medicina dentária de restauração é uma mistura perfeita de ciência e arte. Embora a maioria dos procedimentos dentários envolva a restauração da forma e da função dos dentes e do seu aparelho de suporte, a estética desempenha um papel importante neste procedimento na era atual da medicina dentária cosmética.

A medicina dentária estética é uma disciplina dentro da medicina dentária em que o foco principal é a modificação ou alteração da aparência das estruturas orais de um paciente, em conjunto com o tratamento e a prevenção de doenças estruturais, funcionais ou orgânicas.- Marc Geissberger

"O sorriso de uma criança é um pacote de raios de sol e arco-íris."

Esta dádiva de Deus pode ser prejudicada pela perda prematura de dentes, lesões traumáticas, abrasão, atrito, cárie dentária, descoloração dos dentes, uma ocorrência muito comum nas crianças devido à falta de conhecimentos sobre os procedimentos de higiene oral e à negligência em relação à manutenção da saúde dentária. Embora o conceito tradicional de Jean Piaget afirmasse que a perceção que a criança tem de si própria e o cuidado com a sua aparência só se desenvolvem por volta dos 8 anos de idade, há estudos recentes no campo da psicologia infantil que desafiaram este conceito, mostrando que, com o aumento da exposição aos meios de comunicação social, as crianças de 3 a 5 anos de idade têm um sentido de consciência da imagem corporal.[1-3]

Com o advento da globalização, a medicina dentária entra num novo campo de consciência onde a população pediátrica com idade inferior a 3 anos quer ter um aspeto ainda melhor e está agora ciente de que o Pedodontista pode ajudar, fornecendo a melhor solução para problemas complexos de gestão de espaço, dentes anteriores expostos a cáries, dentes partidos, etc. [4]

A estética dentária é sinónimo de estética facial. Os problemas cosméticos numa idade precoce têm um enorme impacto no desenvolvimento psicológico e na interação social com outras crianças da mesma idade. A este respeito, o advento de diferentes técnicas, dispositivos e materiais ajuda a criar restaurações bonitas que ajudam as crianças e os adolescentes a melhorar a sua autoimagem.

O objetivo da medicina dentária estética deve ser "brilhante, bonito, mas credível".

Os avanços na ciência dos materiais proporcionaram aos dentistas várias opções para obter uma estética excelente na dentição decídua e, ao mesmo tempo, permitiram-lhes seguir o princípio em que se baseia a dentisteria pediátrica bem sucedida a medicina dentária operatória é perfeita e a criança sai com um sorriso encantador!

Da mesma forma, a restauração dos dentes decíduos é importante não só para o tratamento dos dentes, mas também para o desenvolvimento fisiológico e psicológico das crianças.[5]

Melhorias significativas nos materiais de restauração com a cor dos dentes e nas técnicas adesivas resultaram em inúmeras possibilidades de tratamento estético conservador. Embora a medicina dentária de restauração seja uma mistura de arte e ciência, a medicina dentária estética conservadora enfatiza verdadeiramente a componente artística.

As crianças e os adolescentes são especialmente sensíveis aos dentes pouco atractivos. Quando os dentes estão descolorados, malformados, tortos ou em falta, muitas vezes a pessoa faz um esforço consciente para evitar sorrir e tenta "disfarçar" os seus dentes. A correção destes tipos de problemas dentários pode produzir mudanças dramáticas na aparência, que muitas vezes resultam numa melhoria da confiança, da personalidade e da vida social. A restauração de um sorriso é um dos serviços mais apreciados e gratificantes que um dentista pode prestar. Os efeitos psicológicos positivos de melhorar o sorriso de um paciente contribuem frequentemente para uma melhoria da autoimagem e da autoestima. Estas melhorias tornam a medicina dentária estética conservadora particularmente gratificante para o dentista e representam uma nova dimensão do tratamento dentário para os pacientes.[6]

Elemento artístico:

Independentemente do resultado pretendido, certos elementos artísticos básicos devem ser considerados para garantir um resultado estético ótimo.

Na medicina dentária estética conservadora, estes elementos incluem o seguinte:

- Forma
- Simetria e proporcionalidade
- Posição e alinhamento
- Textura da superfície
- Cor
- Translucidez

Alguns ou todos estes elementos são comuns a praticamente todos os procedimentos dentários estéticos conservadores; é necessário um conhecimento e compreensão básicos destes elementos artísticos para obter resultados estéticos de forma consistente.[7]

Forma ou feitio:

A forma dos dentes determina em grande parte a sua aparência estética. Para obter uma estética dentária óptima, é imperativo obter formas anatómicas naturais. Um conhecimento básico da anatomia normal dos dentes é fundamental para o sucesso de qualquer procedimento dentário estético conservador. Quando se observa a coroa clínica de um incisivo a partir de uma posição facial (ou lingual), o contorno da coroa é trapezoidal. No entanto, variações subtis na forma e no contorno produzem aparências muito diferentes. Os ângulos incisais arredondados, os encaixes incisais e faciais abertos e os ângulos da linha facial suavizados caracterizam tipicamente um sorriso jovem. Frequentemente, uma pequena modificação dos contornos dentários existentes, por vezes designada por contorno cosmético, pode efetuar uma alteração estética significativa. A remodelação do esmalte através do arredondamento dos ângulos incisais, da abertura dos encaixes incisais e da redução dos ângulos proeminentes das linhas faciais pode produzir uma aparência mais jovem.

As ilusões de forma também desempenham um papel importante na estética dentária. O contorno da borda de um dente anterior (ou seja, vista facial) é principalmente bidimensional (ou seja, comprimento e largura). A terceira dimensão de profundidade é, no entanto, crucial na criação de ilusões, especialmente as de largura e comprimento aparentes. As áreas de contorno proeminentes num dente são tipicamente realçadas com iluminação direta, tornando-as mais visíveis, enquanto as áreas de depressão ou diminuição do contorno são sombreadas e menos visíveis. Ao controlar as áreas de reflexão da luz e de sombreamento, as restaurações de cobertura facial completa (em particular) podem ser esteticamente contornadas para alcançar várias ilusões de forma desejadas. O tamanho aparente de um dente pode ser alterado através da modificação da posição das proeminências faciais ou das alturas de contorno sem alterar a dimensão real do dente. Em comparação com o contorno normal do dente, pode-se fazer com que um dente pareça mais estreito, posicionando os ângulos das linhas mesiofacial e distofacial mais próximos. As depressões de desenvolvimento também podem ser posicionadas mais próximas para aumentar a ilusão de estreiteza. Da mesma forma, uma maior largura aparente pode ser alcançada posicionando os ângulos de linha e as depressões de desenvolvimento mais afastados.

Embora mais difícil, o comprimento aparente dos dentes também pode ser alterado por ilusão. Em comparação com os contornos dentários normais, pode-se fazer com que um dente pareça mais curto, enfatizando os elementos horizontais, como os perikymata gengivais, e posicionando a altura gengival do contorno mais incisalmente. Uma ligeira modificação da área incisal, conseguida através da deslocação da altura de contorno incisal mais para a gengiva, também aumenta a ilusão de um dente mais curto. Os princípios opostos são verdadeiros para aumentar o comprimento aparente de um dente. As alturas de contorno são afastadas incisogingivalmente e os elementos verticais, como as depressões de desenvolvimento, são enfatizados.[7]

Simetria e proporcionalidade:

A aparência estética geral de um sorriso humano é regida em grande parte pela simetria e proporcionalidade dos dentes que constituem o sorriso. Os dentes assimétricos ou os dentes que estão desproporcionados em relação aos dentes circundantes perturbam a sensação de equilíbrio e harmonia essencial para uma estética óptima. Assumindo que os dentes do paciente estão alinhados normalmente (ou seja, não existem rotações ou defeitos de posicionamento faciolingual), a simetria dentária pode ser mantida se os tamanhos dos dentes contralaterais forem equivalentes. Um paquímetro dentário deve ser utilizado em conjunto com qualquer procedimento dentário estético conservador que altere a dimensão mesiodistal dos dentes. Quando se trata de restaurações que envolvem a linha média, também se deve prestar especial atenção às formas das incisais e dos rebordos gengivais; os contornos mesiais de ambos os incisivos centrais devem ser imagens espelhadas um do outro para garantir um resultado estético e simétrico ótimo. Para além de serem simétricos, os dentes anteriores devem estar em proporção adequada uns com os outros para obter uma estética máxima.

A qualidade da proporcionalidade é relativa e varia muito, dependendo de outros factores (por exemplo, posição dos dentes, alinhamento dos dentes, forma da arcada, configuração do sorriso). Um teorema há muito aceite sobre a proporcionalidade relativa dos dentes anteriores superiores, tipicamente visível num sorriso, envolve o conceito de proporção áurea. Originalmente formulado como um dos elementos de Euclides, este teorema tem sido utilizado ao longo dos tempos como base geométrica para a proporcionalidade na beleza da arte e da natureza. Com base nesta fórmula, um sorriso, quando visto de frente, é considerado esteticamente agradável se cada dente desse sorriso (a partir da linha média) tiver aproximadamente 60% da largura mesiodistal aparente do dente imediatamente mesial a ele. A proporção exacta entre o dente distal e o dente mesial é de 0,618. Estas proporções dentárias estéticas recorrentes baseiam-se na largura mesiodistal aparente dos dentes quando vistos em linha reta e não na largura mesiodistal real de cada dente.

Um teorema aceite para obter incisivos centrais esteticamente agradáveis defende que a relação ideal entre a largura e o comprimento deve ser de 0,75 a 0,80. Este rácio representa as proporções ideais necessárias para otimizar o resultado estético e pode ajudar a orientar o processo de planeamento do tratamento.

Considerando a gama de relações largura-comprimento recomendadas, 0,80 parece ser uma boa referência para alcançar resultados estéticos óptimos quando se restauram incisivos centrais superiores e 0,75 para incisivos laterais superiores. Um planeamento adequado do tratamento e um conhecimento fundamental da importância das relações ideais entre largura e comprimento podem otimizar o resultado estético final. A importância do tratamento interdisciplinar envolvendo ortodontia, periodontia ou ambos não pode ser subestimada.[9-11]

Posição e alinhamento:

A harmonia e o equilíbrio geral de um sorriso dependem em grande parte da posição correta dos dentes e do seu alinhamento na arcada. Os dentes mal posicionados ou rodados perturbam a forma da arcada e podem interferir com as proporções relativas aparentes dos dentes. O tratamento ortodôntico de tais defeitos deve ser sempre considerado, especialmente se existirem outros problemas de posição ou má oclusão na boca. No entanto, se o tratamento ortodôntico for impraticável ou inacessível, os defeitos posicionais menores podem frequentemente ser tratados com um aumento de compósito ou facetas faciais completas feitas indiretamente de compósito ou porcelana. Apenas os problemas que podem ser tratados de forma conservadora sem alteração significativa da oclusão ou dos contornos gengivais dos dentes devem ser tratados desta forma. Deve ter-se o cuidado de manter contornos gengivais fisiológicos que não colidam com o tecido ou resultem num perfil de emergência da restauração que seja prejudicial para a saúde gengival. Um bordo incisal funcional deve ser mantido através do contorno adequado da restauração (deve ser evitado um bordo incisal excessivamente espesso). Se a oclusão permitir, pode ser efectuada uma redução limitada do esmalte no aspeto lingual para reduzir a dimensão faciolingual da porção incisal do dente. No entanto, as áreas linguais que participam no contacto funcional protrusivo não devem ser alteradas.[7]

Textura da superfície:

O carácter e a individualidade dos dentes são determinados em grande parte pela textura da sua superfície e pelas caraterísticas existentes. As restaurações realistas imitam de perto as áreas subtis de pontilhado, concavidade e convexidade que estão tipicamente presentes nos dentes naturais. Os dentes em indivíduos jovens exibem carateristicamente uma caraterização significativa da superfície, enquanto os dentes em indivíduos mais velhos tendem a possuir uma textura de superfície mais suave causada pelo desgaste abrasivo. As superfícies dos dentes naturais normalmente quebram a luz e refletem-na em várias direções. Consequentemente, as caraterísticas anatómicas (por exemplo, depressões de desenvolvimento, proeminências, facetas, perikymata) devem ser examinadas de perto e reproduzidas na medida em que estão presentes nas superfícies circundantes. As áreas restauradas dos dentes devem refletir a luz como nas superfícies adjacentes não restauradas. Além disso, como já foi referido, ao controlar as áreas de reflexão da luz e de sombra, podem ser criadas várias ilusões desejadas.[8]

Cor:

A cor é o elemento artístico mais complexo e menos compreendido. É uma área em que existem inúmeros factores interdependentes, todos eles contribuindo para o resultado estético final da restauração. Embora complexo, um conhecimento básico da cor é imperativo para produzir restaurações estéticas consistentes. Os três elementos fundamentais da cor são a tonalidade, o valor e o croma.

A tonalidade é a qualidade intrínseca ou o tom da cor.

O valor refere-se à claridade ou escuridão relativa de uma tonalidade. É determinado pela quantidade de branco ou preto numa tonalidade.

O croma é a intensidade de uma determinada tonalidade.
Alguns guias de cores actuais baseiam-se primeiro no valor, devido à importância deste elemento da cor. Os dentistas também devem compreender a coloração dos dentes naturais para selecionar as cores apropriadas dos materiais de restauração de forma precisa e consistente. Os dentes são normalmente compostos por uma multiplicidade de cores. Normalmente, ocorre uma gradação de cor desde a região gengival até à região incisal, sendo a região gengival tipicamente mais escura devido ao esmalte mais fino. A utilização de várias tonalidades diferentes de material de restauração pode ser necessária para restaurar esteticamente um dente. As superfícies radiculares expostas são particularmente mais escuras (ou seja, cor de dentina) devido à ausência de esmalte sobrejacente. Na maioria dos indivíduos, os caninos são ligeiramente mais escuros do que os incisivos.
Indivíduos jovens com esmalte espesso apresentam, carateristicamente, dentes mais claros. Indivíduos com tez mais escura geralmente aparentam ter dentes mais claros devido ao contraste que existe entre os dentes e as estruturas faciais circundantes. As mulheres podem aumentar a claridade aparente dos seus dentes simplesmente usando um tom mais escuro de maquilhagem ou batom. Ao aumentar o contraste entre os dentes e o tecido facial circundante, pode criar-se a ilusão de dentes mais claros.
As alterações de cor associadas ao envelhecimento também ocorrem, principalmente devido ao desgaste. À medida que o esmalte facial é desgastado, a dentina subjacente torna-se mais aparente, resultando num dente mais escuro. Os bordos incisais são frequentemente mais escuros devido ao afinamento do esmalte ou à exposição da dentina devido ao desgaste normal. As áreas cervicais também tendem a escurecer devido à abrasão. A compreensão da coloração normal dos dentes aumenta a capacidade do dentista para criar uma restauração que pareça natural. No entanto, também devem ser considerados vários factores clínicos para melhorar a qualidade da correspondência de cores da restauração. A seleção da cor deve ser determinada antes de isolar os dentes, de modo a evitar as variações de cor que podem ocorrer como resultado da secagem e desidratação dos dentes. Os problemas na perceção da cor também complicam a seleção da cor apropriada do material de restauração.
Várias fontes de luz produzem diferentes percepções de cor. Este fenómeno é designado por metamerismo. A cor do ambiente circundante influencia o que é visto na boca do doente. A perceção da cor também é influenciada pelas limitações fisiológicas do olho do dentista. Ao observar durante muito tempo um determinado local do dente, os olhos sofrem de fadiga de cor, resultando numa perda de sensibilidade a tons de amarelo e laranja. Ao desviar o olhar para um objeto ou fundo azul (ou seja, a cor complementar), os olhos do dentista recuperam rapidamente e são capazes de distinguir novamente variações subtis nas tonalidades amarelo-alaranjadas. Devido aos muitos factores indirectos que influenciam a perceção da cor, recomenda-se que o dentista, o assistente e, especialmente, o doente estejam todos envolvidos na seleção da cor.
Tranlucência:
A translucidez é outro fator que afecta a qualidade estética da restauração. O grau de translucidez está relacionado com a profundidade com que a luz penetra no dente ou na restauração antes de ser reflectida para o exterior. Normalmente, a luz penetra através do esmalte até à dentina antes de ser reflectida para o exterior; isto proporciona a vitalidade estética realista caraterística dos dentes normais, não restaurados. A luz normalmente penetra profundamente através do esmalte e na dentina antes de ser reflectida para o exterior. Este facto proporciona uma vitalidade estética realista.[7]

Na última década, mais ou menos, a medicina dentária sofreu uma mudança de imagem completa, deixando os dentistas de estar associados apenas ao alívio da dor ou ao tratamento de doenças. Atualmente, cada vez mais pacientes procuram tratamento dentário para restaurar ou mesmo melhorar o seu sorriso. A odontopediatria, com o seu desafio único de gerir crianças pequenas, ultrapassou a mentalidade tradicional dos pais de que os dentes decíduos são temporários e não justificam tratamento. Uma maior sensibilização para a saúde oral, bem como a compreensão por parte dos pais de que a cárie nos dentes da frente dos seus filhos pode roubar-lhes o sorriso, fez com que a odontopediatria também entrasse no "comboio da estética".

Assim, a exigência de restaurações estéticas superiores que ofereçam um sorriso encantador é agora a exigência moderna de pais e filhos em todo o mundo.

Vários avanços recentes no domínio da medicina dentária estética são os seguintes:

De acordo com Chadha T et al (2017) [6]

CAPÍTULO 1
CLASSIFICAÇÃO

1. Materiais de restauração:
1) Cimento de ionómero de vidro:
A. Cimento de ionómero de vidro modificado por metal
B. Cermet (vidro sinterizado com prata)
C. Cimentos de restauração de ionómero de vidro modificados por resina
D. "Ionómeros de vidro de "alta resistência", "empacotáveis" ou de "alta viscosidade
2. Resina composta:
(i) Avanços nos materiais de resina composta direta
a) Resinas compostas fluidas
b) Resinas compostas embaláveis
c) Ormocer
d) Resina composta de libertação de iões
e) Compósitos com nanocargas
f) Compómero
(ii) Avanços nos sistemas indirectos de resina composta
a) Cerómero
b) Compósitos modificados por um único cristal
c) Compósitos reforçados com fibras (FRC)
d) Giomers
3. Coroas:
i) Coroas de policarbonato
ii) Coroas de tiras
iii) Coroas de jaqueta pedo
iv) Coroas de vidro artístico
v) Coroas de aço inoxidável
vi) Coroa de aço inoxidável com face aberta
vii) Coroas de aço inoxidável pré-fabricadas
viii) Coroas Pedo Compu
ix) Coroas folheadas a polietileno de alta densidade
x) Pérolas Pedo
xi) Coroa do Novo Milénio
xii) Coroa de zircónio
xiii) Coroas Cerec - Todas as coroas em cerâmica
4. Restaurações biológicas:
i) Recolocação de fragmentos
ii) Pôntico de dente natural
II. Reabilitação protética de dentes decíduos em falta
i. Aparelho Hawley modificado-
ii. Arco palatino de Nance modificado
iii. Mantenedor de espaço em resina composta reforçada com fibra de vidro
iv. Prótese Parcial Removível (RPD)

v. Dentadura completa

III. Técnicas alternativas para melhorar a estética de pacientes pediátricos:

i. Branqueamento de dentes descolorados

ii. Revestimento

iii. Lasers em medicina dentária estética

iv. Contorno cosmético

De acordo com Shrestha S et al (2020): Coroas anteriores em crianças classificadas como [12]

Baseado em métodos de cimentação

Cimentado/luído	Ligado
1. Coroa em aço inoxidável 2. Coroa de aço inoxidável com revestimentos A. Recorte facial SSC B. SSC pré-envernizado ou folheado a resina a. Coroas de Cheng b. Kinder Krowns c. Coroas NuSmile d. Coroas para a Whiter Biter II e. Coroas Pedo Compu f. Coroas Dura g. Coroas flexíveis C. Coroas de material de cor dos dentes folheadas a alumínio • Pérolas pedófilas • Coroas de Java 4. Coroas em polietileno de alta densidade 5. Coroas naturais Pedo 6. Coroas acrílicas 7. Coroas de zircónio 8. Coroas à base de compósito - Coroas Figaro	1. Coroas de policarbonato 2. Coroas de tiras 3. Coroas de casaco pedo 4. Coroas à base de compósito • Coroas pré-formadas o coroas New Millennium o Coroas Artglass/Glastech o Coroas Edelweiss pediátricas • Laboratório personalizado melhorado • Coroas indirectas personalizadas de resina composta/casca 5. Coroas biológicas

Baseado no material:

1. Coroas de polímero

• Coroas de policarbonato

• Coroas de tiras

• Coroas de casaco pedo

• Coroas naturais Pedo

• Coroas acrílicas

• Coroas à base de compósito

o Coroas do novo milénio

o Coroas de vidro artístico

o Coroas Figaro

o Coroas Edelweiss pediátricas

o Laboratório melhorado e personalizado

o Coroas indirectas personalizadas de resina composta/casca

2. CSS prevenidas
3. Coroas de zircónio
4. Coroas de material de cor dos dentes folheadas a alumínio

De acordo com Ghosh A et al (2021): Coroas Estéticas em Crianças classificadas como[5]

Coroas cimentadas

1. Coroas metálicas com faceta
2. Coroas de zircónio
3. Coroas Nu-Smile
4. Kinder Krowns
5. Coroas de Cheng
6. Pérolas Pedo
7. Coroas Dura
8. Coroas de Fígaro.

Coroas coladas

1. Coroas de jaqueta pedo
2. Coroas de policarbonato
3. Coroas de vidro artístico
4. Coroas de tiras
5. Coroas do novo milénio.

CAPÍTULO 2

CIMENTO DE IONÓMERO DE VIDRO

Cimento de ionómero de vidro:

- Um Cimento de Ionómero de Vidro (CIV) faz parte de uma classe de materiais normalmente utilizados em medicina dentária como materiais de enchimento e cimentos de cimentação. Estes materiais baseiam-se na reação de pó de vidro de silicato e ácido polialkeónico
- Em medicina dentária, a adesão dos materiais de restauração à substância dentária é um objetivo importante. Pensa-se que um material de restauração deve assemelhar-se ao dente em todos os aspectos. Deve possuir propriedades idênticas e aderir tenazmente ao esmalte e à dentina circundantes. Os cimentos de ionómero de vidro são um dos produtos desenvolvidos neste sentido.
- Ionómero de vidro é o nome genérico de um grupo de materiais que utilizam pó de vidro de silicato e uma solução aquosa de ácido poliacrílico. Este material adquire o seu nome a partir da formulação de um pó de vidro e um ácido ionomérico que contém grupos carboxilo.
- Originalmente, o cimento foi concebido para a restauração estética de dentes anteriores e foi recomendado para utilização na restauração de dentes com preparações cavitárias de classe III e V.
- Além disso, como o cimento produz uma ligação verdadeiramente adesiva à estrutura dentária, é particularmente útil para a restauração conservadora de áreas erodidas. A necessidade de retenção mecânica através de um preparo cavitário é eliminada ou reduzida.
- Os recentes desenvolvimentos na química e na aplicação clínica dos cimentos de glassionómero são muito promissores no tratamento de lesões cariosas precoces.
- O termo cimento de ionómero de vidro é reservado exclusivamente para um material constituído por um vidro que se decompõe num ácido, e um ácido solúvel em água é um polielectrólito, que é formado por uma reação de neutralização ácido-base.
- A forma mais simples destes materiais é considerada um ionómero, um vidro convencional. O termo inclui tanto os vidros polialkenoatos como os polifosfonatos. Os primeiros materiais de ionómero de vidro convencional eram sensíveis à técnica, de presa lenta, opacos quando fixados e sensíveis tanto à dessecação como à hidratação durante a presa, o que levava à deterioração prematura da superfície. A maioria destes problemas foi (mais ou menos) resolvida nas gerações mais recentes de cimento de ionómero de vidro. A presa foi acelerada e os problemas de hidratação foram reduzidos. No entanto, ao contrário dos compósitos, a sua utilização em situações de tensão é ainda questionável. A indicação mais comum para os cimentos de ionómero de vidro mais recentes, com enchimento intenso e tamanho de partícula reduzido, é em construções sem tensão, cáries radiculares, restaurações em túnel e restaurações provisórias de longa duração em dentições primárias e de adultos.
- O GIC é um cimento de reação ácido-base, tal como definido por Wilson (1978) e Wygant (1958), sendo o produto da reação um sal de hidrogel que actua como uma matriz de ligação (Alan D. Wilson, GIC).
- De acordo com Skinners - Ionómero de vidro é o nome genérico de um grupo de materiais que utilizam pó de vidro de silicato e uma solução aquosa de ácido poliacrílico. Também conhecido como "cimento de polialkenoatos".[13]

Wilson e Kent desenvolveram o material de restauração de ionómero de vidro no ano de

1972. Foi desenvolvido como um cimento de cimentação para restaurações indirectas e revestimento sob materiais de restauração. (fig.1)

Muitas vantagens dos cimentos de ionómero de vidro

- É um material da cor dos dentes.
- Adere diretamente ao esmalte e à dentina através de ligações químicas.
- É biologicamente ativo, pois é capaz de libertar iões fluoreto, cálcio e fosfato.

Desvantagens-

- As suas propriedades físicas não são suficientes para lhe permitir suportar cargas oclusais pesadas em restaurações de grandes dimensões.

Classificação: -

A classificação aceite é a seguinte

Tipo I -luting

- Cimentação de coroas, pontes e
- aparelhos ortodônticos
- Rácio pó: líquido de aproximadamente 1,5: 1
- Radio-opaco

Tipo II - restaurador

Tipo II.1 estética de restauração

- Todos os tipos de restaurações estéticas
- Autopolimerizável ou modificado por resina
- Rácio pó: líquido igual ou superior a 3: 1
- Radiopaca - em geral
- Elevadas propriedades físicas
- Restauração de tipo II.2
- Restaurações sob carga oclusal elevada
- Autopolimerizável ou modificado por resina
- Rácio pó: líquido igual ou superior a 3: 1
- Radiopaco
- Utilizado como substituto de dentina ou restauração provisória.

Tipo III - revestimento ou base

- Revestimento simples sob uma restauração metálica
- Apenas o rácio pó: líquido 1,5: 1
- Cura automática
- Radiopaco
- Base de elevada resistência para a técnica de laminação
- Rácio pó: líquido igual ou superior a 3: 1.

Componentes

- Pó

O pó é essencialmente um fluoroaluminossilicato de cálcio. É possível substituir o cálcio por estrôncio e a percentagem de fluoreto na fórmula também pode ser variada. Pode ser adicionado fosfato para diminuir a temperatura de fusão e modificar as caraterísticas de presa. A prata coloidal fina pode ser sinterizada nas partículas e as partículas de liga de amálgama podem ser adicionadas à mistura numa tentativa de melhorar as propriedades.

- Líquido

O líquido é essencialmente um polialcenóico. O ácido habitual é uma solução a 40-55% de copolímero de ácido poliacrílico ou itacónico 2:1 em água ou um copolímero de ácido maleico e ácido poliacrílico. A utilização de copolímeros melhora a conservação. A inclusão de ácido tartárico manterá o tempo de trabalho de modo a que a mistura seja clinicamente trabalhável.

Tabela 1. Composição da restauração e da cimentação Cimento de lonómero de vidro em pó

Espécies	Peso%	
	Restauração	Luing
SiO_2	41.9	35.2
AL O_{22}	28.6	20.1
ALF_3	1.6	2.4
CaF_2	15.7	20.1
NaF	9.3	3.6
ALPO4	3.8	12.0

PROPRIEDADES DOS CIMENTOS DE IONÓMERO DE VIDRO PROPRIEDADES FÍSICAS:

Imóveis	Gama
1. Rácio pó/líquido (g, ml)	1.75 - 3.0 2.0
2. Tempo de trabalho reométrico (em min) 23°C	2,0-5 ,75min
3. Tempo de regulação a 37°C	3,5 - 7,5 min
4. Resistência à compressão 24 horas	125 - 200 Mpa
5. Resistência à tração diametral 24 horas	8- 13,5 Mpa
6. Resistência à flexão (Mpa)	10 - 40 Mpa
7. Fluência 24 horas	0.25 - 1.3
8. Espessura da película (pm)	18 - 25 pm

PROPRIEDADES MECÂNICAS:

Força:

- Os cimentos de ionómero de vidro não têm resistência suficiente, pelo que é claramente desejável melhorar a sua resistência e estão a ser feitos progressos através de várias abordagens.
- Mistura mecânica com cápsulas contendo quantidades pré-proporcionadas dos componentes.
- Aumentando o teor de carga e reduzindo o teor de água.
- A resistência é também aumentada pelo aumento do peso molecular do poliácido. Aumenta também a tenacidade à fratura e a resistência à erosão mas, ao mesmo tempo, reduz a trabalhabilidade do cimento devido à elevada viscosidade do líquido. Esta limitação do peso molecular pode ser ultrapassada utilizando um pó de poliácido seco misturado com o vidro. Esta mistura é depois misturada com água para produzir o conteúdo. Este procedimento reduz a rigidez da pasta de cimento, pelo que é um meio de aumentar a resistência.
- A resistência também aumenta com o aumento do rácio Al2O3 SiO_2, utilizando vidros separados por fases, que parecem produzir cimentos mais fortes do que os vidros transparentes. 5. Enchimentos de reforço, como alumina e liga Ag-Sn cortada em torno: A liga Ag-Sn tem sido utilizada com sucesso para aumentar a resistência à flexão dos ionómeros de vidro. A resistência à flexão foi aumentada de 10 Mpa para mais de 30 Mpa. No entanto, estas resistências são ainda inferiores às exigidas para material de enchimento posterior.

PROPRIEDADES QUÍMICAS E BIOLÓGICAS

- Os cimentos de ionómero de vidro são considerados os cimentos dentários mais duráveis atualmente disponíveis, embora em ambiente aquoso sejam susceptíveis de degeneração hidrolítica através de erosão, libertação de iões e reabsorção de água.
- Imediatamente após o endurecimento, os ionómeros de vidro são muito sensíveis à erosão porque os iões que formam a matriz ainda estão solúveis. Quando completamente endurecidos, estes cimentos libertam iões e absorvem lentamente a água num ambiente aquoso. Os ionómeros de vidro convencionais libertam fluoreto de sódio, sílica e vestígios de cálcio, enquanto as ligas de amálgama e os cermets misturados libertam prata iónica adicional.

LIBERTAÇÃO DE FLUORETO

- A fonte de iões de fluoreto dos cimentos de ionómero de vidro são as inclusões de fluoreto de cálcio (CaF_2), fluoreto de estrôncio (SrF_2), fluoreto de lantânio (LaF_2), hexafluoroaluminato de sódio (Na_3AIF_6) e trifluoreto de alumínio (AIF_3) dos vidros de baixa temperatura utilizados para formular os componentes em pó.
- O papel principal destes fluoretos é baixar a temperatura de fusão durante o processo de fabrico, embora também melhorem as propriedades de manuseamento e aumentem a resistência e a translucidez do cimento.
- Durante o endurecimento, os iões de flúor produzidos formam complexos de aluminofluoreto fortemente solúveis, como o AIF^{2+}, , que evitam a gelificação prematura dos iões de poli pelos iões de alumínio. Nos cimentos totalmente endurecidos, o flúor está localizado nos vidros parcialmente degradados que formam o núcleo de vidro e na matriz de polissal, principalmente sob a forma de complexos de alumínio.
- Quando um ionómero de vidro totalmente endurecido é exposto a soluções, absorve água e liberta iões como o sódio, a sílica e os fluoretos. Da quantidade total de fluoreto no cimento endurecido, apenas uma pequena fração é libertada. Isto não está relacionado com o teor total de fluoreto do cimento, mas depende da quantidade de sódio que mantém a neutralidade eletrónica do cimento após a libertação de fluoreto. Apenas o fluoreto presente na matriz está disponível para eluição em condições neutras.[14]

Libertação de fluoreto

Tipo de GIC	14 Diaspg-F	30 Daysiig-F
GIC de tipo I	470	700
GIC de tipo II	440	650
Cermet	200	300
Revestimento convencional	1000	1300
Revestimento fotopolimerizável	1200	1600

Relevância clínica:

- A eficiência comprovada de libertação de fluoreto dos ionómeros de vidro em soluções aquosas levantou questões importantes quanto à relevância clínica desta caraterística, tendo sido envidados esforços para investigar os processos de libertação de fluoreto em condições que simulam o ambiente oral ou in vivo.
- Dados comparativos sobre a libertação de fluoreto das mesmas marcas de ionómeros de vidro em água destilada e saliva artificial revelaram uma redução na libertação quando se utilizou esta última. Quando a saliva humana não estimulada foi utilizada como meio de imersão, ocorreu uma redução significativa na libertação de flúor, que foi atribuída principalmente à adsorção de HPO_4^2 e às proteínas da saliva nas superfícies do material sob a

forma de película, inibindo a libertação de flúor?

• Pode concluir-se dos resultados das experiências de libertação de flúor que as experiências efectuadas em água destilada ou em qualquer outro meio artificial devem ser interpretadas apenas numa base de seleção de materiais.

ESTRUTURA DE VIDRO

• Pouca atenção tem sido dada na literatura à estrutura dos vidros de ionómero. O vidro estudado por Barry et al. foi o G-200, a base do primeiro cimento de ionómero de vidro prático, mas não é típico dos vidros de ionómero actuais. O G-200 contém gotículas de vidro separadas por fases de estrutura complexa, bem como inclusões maciças de fluorite.

• Estudos indicam que outros vidros opalinos, embora não contenham inclusões de fluorite, contêm gotículas semelhantes às do G-200. Estas gotículas separadas por fases são ricas em cálcio (em comparação com a fase contínua) e contêm um núcleo cristalino de cálcio e fluorite rodeado por uma fase amorfa rica em cálcio mas contendo algum alumínio e silício. Os ácidos lixiviam seletivamente esta fase amorfa. Assim, o cálcio é preferencialmente lixiviado do vidro.

TRATAMENTO DO VIDRO

• A lavagem dos vidros com ácidos minerais ou orgânicos tem sido defendida para reduzir a concentração de iões Ca na superfície das gotículas separadas por fases no vidro, para reduzir a quantidade de iões Ca extraídos durante as fases iniciais da reação e assim prolongar o tempo de trabalho.

FASES DA QUÍMICA DE FORMAÇÃO DO CIMENTO

FASES DESCRITAS POR WILSON E CRISP:

1. Decomposição

Decomposição do vidro e libertação de iões metálicos formadores de cimento (Al^{+3} e Ca^{+2}). 20-30% do vidro é atacado. À medida que os catiões são retirados, a rede de vidro decompõe-se em ácido silícico, que polimeriza na superfície do pó de vidro.

2. Migração:

Migração destes iões metálicos para o meio aquoso do cimento. O ataque ácido ocorre preferencialmente em locais ricos em Ca- e a concentração destes iões aumenta. O pH e a viscosidade da pasta aumentam.

3. Gelificação:

A gelificação do poliácido pelos iões metálicos leva à fixação do cimento. A um pH e concentração iónica críticos, começa a ocorrer a precipitação de poliacrilatos insolúveis. O poliacilato de cálcio é responsável pela presa inicial. A gelificação pode ser simplesmente causada pelos iões multivalentes Al^{+} e Ca^{+} que deslocam ou deslocam parcialmente as várias esferas de hidratação que se interpõem entre os pares catião-anião. O emaranhamento de cadeias, as ligações cruzadas iónicas fracas e as ligações de hidrogénio estão todos envolvidos na formação da matriz.

4. Endurecimento pós-criação:

Ocorre quando os iões metálicos se ligam cada vez mais ao poliácido. Em condições de humidade elevada, o cimento tende a expandir-se. O cimento é vulnerável à humidade até que se tenha desenvolvido uma dureza suficiente. O processo de endurecimento é derivado da formação mais lenta do poliacrilato de alumínio. O aumento da resistência e da rigidez está associado ao aumento lento da ligação do cimento.

5. Maturação posterior:

Mesmo após 24 horas, ocorre uma maturação mais lenta e, nos primeiros dias, a translucidez

desenvolve-se ainda mais, assim como a resistência à dessecação e ao ataque ácido.
A reação de formação de cimento de ionómero de vidro mostra a extração de iões do vidro, a migração para a fase aquosa e a subsequente precipitação como hidrogéis de polianiões.
FASES DESCRITAS POR MONTAGEM:
Fase I: Dissolução:
A camada superficial das panículas de vidro é atacada pelo poliácido para produzir uma adesão baseada na difusão entre as partículas de vidro e a matriz. Aproximadamente 20-30% do vidro é decomposto e iões (incluindo iões de cálcio, alumínio e fluoreto) são libertados, levando à formação de uma solução de cimento.
Fase 2: Precipitação de sais, gelificação e endurecimento:
Durante esta fase, o Ca^{+2} e o Al^{+3} ligam-se aos polianiões através de grupos carboxilato. A clínica inicial é conseguida através da ligação cruzada dos iões Ca^{+2} mais facilmente disponíveis. Forma-se uma superfície clinicamente "dura" no espaço de 4-10 minutos, rapidamente a partir do início da mistura. A maturação ocorre nas 24 horas seguintes, à medida que os iões Al^{+3} , menos móveis, se ligam à matriz de cimento, conduzindo a uma ligação cruzada mais rígida entre os sais insolúveis e os complexos.
Os iões Na^{+} contribuem para a formação de um ácido ortosilícico na superfície das partículas e, com o aumento do pH, este converte-se num gel de sílica, que ajuda a ligar o pó à matriz.
Fase 3: Hidratação dos sais:
Associada à fase de maturação está uma hidratação progressiva dos sais da matriz, levando a uma melhoria acentuada das propriedades físicas.
Estrutura de cimento:
O conjunto é constituído por uma aglomeração de partículas de pó não reagidas rodeadas por um gel de sílica numa matriz amorfa de polissaltos hidratados de cálcio e alumínio. O sistema de enchimento é complexo e é derivado do pó de vidro original, que está parcialmente degradado num hidrogel silicioso que aparentemente contém cristalitos de fluorite. As partículas de carga maiores contêm um núcleo vítreo perfurado por gravação selectiva e revestido por um hidrogel silicioso. As partículas de enchimento mais pequenas são compostas inteiramente por um hidrogel silicioso que se pode presumir serem relíquias completamente degradadas de pequenas partículas de vidro.

Cimento de ionómero de vidro totalmente endurecido mostrando a fase da matriz e a estrutura do material de enchimento.

Novos avanços do Cimento de Ionómero de Vidro
O CIV convencional não possui resistência e tenacidade suficientes, o que tem atraído a investigação centrada na melhoria das propriedades mecânicas do CIV convencional. Foram introduzidos ionómeros de vidro modificados por resina (RMGI), que contêm monómeros hidrofílicos e polímeros como o HEMA, e que possuem uma maior resistência à flexão em comparação com o CIV convencional.[14] Recentemente, foi comercializado um novo conceito de restauração, uma aplicação de sistema que consiste numa restauração posterior de GIC combinada com um novo material de revestimento nanopreenchido, os nanopreenchimentos compostos protegem contra o desgaste abrasivo e o revestimento actua como um esmalte, melhorando as suas propriedades estéticas.[15,16] A hibridação de GIC e compósitos utilizando a tecnologia de ionómero de vidro pré-reagido, "Giomer", foi desenvolvida pela Shofu. O novo material de biorreactor "HAINOMER" foi desenvolvido utilizando hidroxiapatite com pó de vidro e demonstrou um futuro promissor durante os ensaios clínicos iniciais como

material de preenchimento retrógrado. Mais recentemente, foram fabricados sinteticamente GIC com zircónio, GIC com prolina e GIC com CPP-ACP para aumentar o potencial de remineralização e melhorar a resistência.

AVANÇOS RECENTES NO CIMENTO DE IONÓMERO DE VIDRO

1. Ionómeros de vidro tradicionais melhorados
  - Cimentos de ionómero de vidro altamente viscosos/embaláveis/condensáveis
  - Cimentos de ionómero de vidro de baixa viscosidade
2. Ionómeros de vidro modificados com metal
  - Mistura milagrosa
  - CCITII.
3. Ionómeros de vidro modificados por resina
4. Resinas compostas/compómeros modificados com poliácidos
5. Ionómeros de vidro de resina auto-endurecedora
6. Novos ionómeros de vidro com libertação de flúor:
  - Materiais "inteligentes" de baixo pH
  - Materiais de carga de fluoreto
7. Vidro bioativo
8. Cimentos de ionómero de vidro reforçados com fibras
9. Cimentos de ionómero de vidro modificados com aminoácidos
10. Giomer
11. Hainómero
12. Amalgómero
13. GIC impregnado de clorexidina
14. GIC com prolina
15. GIC de revestimento de zircónio
16. GIC modificado com nano-biocerâmica
17. Aluminato de cálcio GIC

IONÓMEROS DE VIDRO TRADICIONAIS MELHORADOS

IONÓMEROS DE VIDRO ALTAMENTE VISCOSOS:

Devido à possibilidade de reduzir as cáries secundárias através da libertação de flúor e à facilidade comparativa de utilização dos ionómeros de vidro convencionais, foram feitos mais desenvolvimentos para restaurações posteriores na dentição decídua e permanente. Os GIC altamente viscosos lançados no início dos anos 90 foram concebidos como uma alternativa à amálgama [14] para restaurações preventivas posteriores.

- Este material foi desenvolvido em grande parte como Tratamento Restaurador Atraumático "ART". O ART refere-se à restauração de dentes em condições de instrumentação mínima. Atualmente, é utilizado em países do terceiro mundo onde nem sempre estão disponíveis cuidados dentários completos.
- O objetivo era conceber um material de restauração que pudesse ser utilizado sem dispositivos técnicos modernos, tais como unidades de fotopolimerização, amalgamadores ou micrómetros que requerem eletricidade. Além disso, era necessário um material com um elevado nível de libertação de flúor, uma vez que a remoção de cáries com instrumentos manuais é frequentemente incompleta, aumentando o risco de cáries recorrentes ou o desenvolvimento de novas cáries devido a margens cavitárias imperfeitas. - Este sistema tem em conta a utilização da terapia pulpar indireta através da colocação de um GIC de presa rápida e embalável para a estabilização de cáries galopantes.

O modo de colocação é o seguinte:

- Os instrumentos manuais, como as machadinhas de esmalte, são utilizados para aceder ao esmalte.
- As escavadoras de colher são utilizadas para remover a dentina superficial. Tem-se o cuidado de limpar apenas as paredes da cavidade, deixando uma camada substancial de dentina afetada sobre a câmara pulpar.
- A cavidade é então condicionada com polacrílico durante 10 segundos, lavada com algodão e seca.
- O GIC de elevada propriedade física. autocure é então colocado e deixado a endurecer.
- Pode ser utilizado um dedo com luva para aplicar pressão para uma colocação positiva, bem como para manter o cimento isolado durante a fase de presa.

Vantagens do Packable GIC em relação ao GIC convencional

- São embaláveis e condensáveis
- São fáceis de colocar
- Não são pegajosos
- A sensibilidade à humidade precoce é reduzida
- O acabamento rápido pode ser efectuado
- Resistência ao desgaste melhorada.
- Baixa solubilidade em fluidos orais.

Desvantagens destes GIC:

- Devido à sua opacidade, apresentam uma desvantagem estética quando utilizados em restaurações cervicais/classes doentes
- Têm um potencial de vida limitado, uma vez que não é possível estabelecer um contacto normal ou construir um rebordo marginal em cavidades proximais pequenas quando utilizados na técnica ART.
- Moderadamente polível
- Devido às suas caraterísticas manipulativas e mecânicas, estes cimentos de ionómero de vidro são indicados para:
- Restauração de molares de dentes decíduos.
- Restaurações intermédias para dentes permanentes
- Procedimentos de constituição do núcleo
- Restauração preventiva para preencher e selar cavidades como em "ART"
- Como alternativa à amálgama, especialmente em crianças com elevado risco de cárie
- Em crianças não cooperantes com Classe I e lesões nos seus dentes decíduos.

CIMENTOS DE IONÓMERO DE VIDRO MODIFICADOS COM METAL

- Os cimentos de ionómero de vidro carecem de tenacidade e, por conseguinte, não suportam uma elevada concentração de tensões, nem são tão resistentes ao desgaste como outros materiais estéticos, como os compósitos e as cerâmicas.
- Os cimentos de ionómero de vidro têm sido modificados pela inclusão de partículas de metal de enchimento numa tentativa de melhorar a força, a resistência à fratura e a resistência ao desgaste.
- foram utilizados dois métodos de modificação.

SLIVER ALLOY ADMIX OU MIRACLE MIX

wilson 1980 verificou que as ligas de amálgama podiam ser incorporadas em cimentos de ionómero de vidro e que estes serviam para aumentar a resistência à flexão. o pó esférico da liga de amálgama de prata é misturado com o pó de ionómero de vidro tipo II na proporção

7:1 estes sistemas foram utilizados clinicamente por simmons 1983. no entanto, a sua estética é pobre pois tendem a conferir uma cor cinzenta a enegrecida ao cimento.

CERMET

- Numa tentativa de melhorar a resistência à abrasão e a força do cimento de inómero de vidro, MClean e Gasser 1985 desenvolveram os cimentos de ionómero cermet ("cer" de cerâmica e "met" de metal).
- Estes cimentos, ao contrário das simples misturas de partículas de ligas ou de fibras metálicas, contêm pós de vidro-mental sinterizados até atingirem uma densidade elevada que podem reagir com poliácidos para formar cimento.

PÓ

- Na preparação do pó de vidro são utilizados vidros de fluoroaluninosilicato de cálcio lixiviáveis por iões. O cimento endurecido pode ser polido ou polido para produzir um acabamento metálico.
- Qualquer um dos metais preciosos bem conhecidos em medicina dentária pode ser utilizado na preparação destes cimentos, mas o ouro e a prata são os mais adequados. Por vezes, outros metais, como o óxido de titânio, são adicionados em pequenas quantidades (-5%) como agente branqueador. Preparação do pó:
- O pó de vidro metálico é comprimido num peletizador e a peletização é de preferência cardada numa prensa hidráulica (a pressões superiores a 300 MPa). É favorável evacuar a câmara de peletização durante a paletização a pressões de cerca de 100 MPa. As pastilhas comprimidas são depois fundidas a cerca de 800 C.
- O compósito metal-vidro sinterizado, quando moído até se tornar um pó fino, mantém as suas caraterísticas porque o pó metálico permanece firmemente ligado ao vidro. O pó moído é mais arredondado do que um pó de vidro moído convencionalmente, o que confere ao cimento as excelentes propriedades de manuseamento de elevada densidade de empacotamento e maior porosidade.

Propriedades do ionómero de vidro modificado com metal

Força:

A resistência à compressão e à tração do cermet é superior à do cimento de ionómero de vidro tradicional devido à inclusão de partículas metálicas. A presença de prata não confere resistência à fratura adicional aos cermets, embora melhore a resistência à abrasão.

Módulo de elasticidade:

Tende a ser relativamente mais baixo do que os ionómeros de vidro convencionais

Resistência à abrasão:

Os materiais com cermet de prata, em que as partículas de prata estão incorporadas no vidro, têm mais resistência à abrasão porque, sob carga, a prata é espalhada pela superfície do cimento endurecido durante o acabamento e sob carga oclusal. A mistura de liga de prata, por outro lado, não é muito eficaz em termos de resistência à abrasão.

Opacidade da rádio:

A opacidade do radio cermet de prata aproxima-se da da amálgama dentária.

Libertação de fluoreto:

O flúor é libertado de ambos os sistemas modificados com metal em quantidades apreciáveis. É libertado menos flúor do cermet do que do seu homólogo do Tipo II, uma vez que a porção da partícula de vidro original que contém o flúor é revestida a metal no primeiro. O cimento admix liberta mais fluoreto do que o cimento de ionómero de vidro tradicional, mas a magnitude da libertação diminui com o tempo.

INDICAÇÕES:

- Como alternativa à amálgama em cavidades conservadoras de Classe I em dentes decíduos.
- Material de reconstrução do núcleo para dentes a restaurar com coroas fundidas (NÃO deve ser utilizado quando o cimento constitui mais de 40% do núcleo total).
- Revestimento de restaurações de amálgama de classe II. Tampas de raiz para dentes sob próteses sobrepostas
- Restaurações preventivas e restaurações posteriores provisórias

CONTRA-INDICAÇÕES:

- Restaurações anteriores
- Áreas sujeitas a uma carga oclusal elevada, tais como substituições de cúspides e cristas marginais.

VANTAGENS:

- Facilidade de preparação e colocação
- Adesão à estrutura dentária e potencial anticariogénico
- A preparação da coroa pode ser feita imediatamente quando utilizada como material de construção do núcleo, uma vez que endurece rapidamente e pode ser terminada num tempo relativamente curto
- Aumento da resistência ao desgaste e diminuição da solubilidade

DESVANTAGENS

- Esteticamente pobre.
- Podem provocar a descoloração dos dentes restaurados devido às partículas de prata oxidadas.
- Materiais frágeis com baixa resistência à fratura
- Superfície rugosa normalmente produzida
- Redução do tempo de trabalho e de fixação.

CIMENTO DE IONÓMERO DE VIDRO MODIFICADO COM RESINA

- Historicamente, a primeira modificação significativa dos ionómeros de vidro surgiu através da adição de pequenas quantidades de grupos de resinas polimerizáveis leves.
- Esta estratégia provou ser bem sucedida para simplificar a manutenção do balanço hídrico, preservando simultaneamente as caraterísticas favoráveis e melhorando as propriedades físicas e a translucidez do ionómero de vidro. Os materiais resultantes têm sido identificados por vários termos, incluindo "ionómeros de resina" e "monómeros híbridos", mas "ionómero de vidro modificado com resina" é mais frequentemente utilizado para diferenciar estes materiais daqueles que endurecem apenas por reação ácido-base, ou seja, os ionómeros de vidro de autocura convencionais.
- A sensibilidade à humidade e a baixa resistência dos cimentos de ionómero de vidro são o resultado de reacções de endurecimento ácido-base lentas. Assim, para ultrapassar estes dois inconvenientes inerentes, foram adicionados alguns grupos funcionais de resina polimerizável aos cimentos de ionómero de vidro para importar um processo de cura adicional e permitir que a maior parte do material amadureça através da reação ácido-base.

De acordo com Nicholson (O1 1977)

Os cimentos de ionómero de vidro modificados por resina são materiais de ionómero de vidro que são modificados pela inclusão de resina. Geralmente, para os tornar parcialmente fotopolimerizáveis.

De acordo com Mount (OD 1994):-.

O termo "cura dupla" foi sugerido porque estes conteúdos ainda sofrem a reação original de endurecimento ácido-base e há uma reação de resina activada por luz que se sobrepõe a essa reação.

Assim que o pó e o líquido são misturados, a reação ácido-base começa e continuará de alguma forma durante muitas semanas. No entanto, aqui está disponível um conjunto de comando leve sobre esta reação, que protegerá imediatamente a reação ácido-base de problemas de equilíbrio de água e estabilizará o cimento de endurecimento.

Segundo a WM Tay (atualização dentária de setembro de 1995)

Trata-se de materiais híbridos que mantêm uma reação ácido-base significativa como parte do seu processo global de cura".

De acordo com Christensen (JADA 1997)

Estes materiais são designados por "tricure", uma vez que o cimento de lonómero de vidro modificado por resina assenta através de três fenómenos.

1. Reação ácido-base entre os componentes do cimento de ionómero de vidro convencional.
2. A reação de fotopolimerização estimulada pela aplicação de luz ativa o sistema de polimerização da resina catalisadora iniciadora.
3. Reação de autopolimerização: - Quando o pó e os componentes líquidos são misturados, o iniciador e o sistema catalisador da resina são activados e asseguram que, ao longo do tempo, haverá uma polimerização completa em toda a restauração, sem restos de resina.

COMPOSIÇÃO

Pó:

O componente em pó de um material fotopolimerizável típico é constituído por vidro lixiviável por iões e iniciadores para fotopolimerização, fotopolimerização química ou ambas.

Líquido:

- Água
- Ácido poliacrílico com/sem HEMA
- Fotoiniciador - canforoquinona com amina terciária
- O teor de resina na forma de HEMA é de cerca de 15-25%, juntamente com <1% de grupos polimerizáveis.
- Após a ativação inicial da resina pela luz, a reação química ácido-base habitual continua com a maturação final a ser alcançada aproximadamente no mesmo período de tempo que para os materiais de autocura.
- Dependendo do rácio pó/líquido utilizado na mistura, haverá um teor residual de HEMA no cimento endurecido que varia entre 4,5%, quando existe um elevado teor de pó, e possivelmente 15% num cimento de revestimento finamente doseado. Uma vez que o HEMA é hidrofílico, existe um potencial para a absorção de água e subsequente degradação com libertação de HEMA para o líquido, para criar uma terapia de reação de redução da oxidação, aumentando a não em quaisquer resinas restantes não fixadas e reduzindo a suscetibilidade à absorção de água.

Pó: Rácio líquido

O rácio pó: líquido: 3:1.

- As variações na relação pó: líquido provocam variações nas propriedades físicas. A resistência aumenta com o aumento do teor de pó, até ao ponto em que o líquido é insuficiente para molhar completamente as partículas de pó.

REACÇÃO DE AJUSTE:

Teoricamente, ocorrem dois tipos distintos de reacções de cura e endurecimento neste tipo de ionómero de vidro

- Reação de neutralização ácido-base
- Cura de metacrilato de radical livre
- A relação entre estas duas reacções pode assumir uma de duas formas:

Formação de duas matrizes separadas: um hidrogel de sais de ionómero e uma matriz de poli-HEMA. Este sistema pode provocar a inibição total da reação ácido-base.

Ligações cruzadas múltiplas: os grupos metacrilatos pendentes podem substituir apenas uma pequena fração dos grupos carboxilatos do ácido polialcenóico, impedindo assim a separação das duas matrizes potenciais.

A reticulação das cadeias poliméricas pode então ter lugar através de uma ou mais das seguintes reacções

- Auto-cura: Reação ácido-base
- Cura dupla: Mecanismo de fotopolimerização (na presença de um foto-iniciador como a canforoquinona)
- Tri-cura: Reação de oxidação-redução (mecanismo de autocura da resina).

Após a mistura e colocação do material, a aplicação da luz activadora resultará num endurecimento rápido até à profundidade de penetração da luz. Haverá fotocross-linking, tanto do HEMA como dos grupos de metacrilato do polímero, e a restauração pode ser considerada como clinicamente endurecida. No entanto, as propriedades físicas completas não serão alcançadas durante alguns dias, enquanto a reação ácido-base continua da mesma forma que os materiais de autocura, embora provavelmente a uma taxa reduzida.

Estrutura do cimento de ionómero de vidro endurecido:

Presume-se que os materiais modificados com resina tenham uma matriz reticulada múltipla ou uma matriz contendo duas fases separadas (matriz de polissal e matriz de poli-HEMA). Qualquer uma destas fases, ou ambas, inibirá a troca de água nas fases iniciais, mas, a longo prazo, não impedirá o desenvolvimento e a maturação através da reação ácido-base.

BALANÇO DE ÁGUA:

- As modificações para permitir a ativação da luz do ionómero de vidro significam que estes cimentos podem então ser considerados de presa rápida com resistência imediata à absorção de água e alguma proteção contra a perda de água.
- A adição de HEMA e do catalisador de ativação da luz oferece proteção às cadeias de poliacrilato de cálcio contra a dissolução na água, enquanto a reação ácido-base habitual continua. Observa-se uma ligeira absorção de água durante os 5-7 dias seguintes, causando uma ligeira expansão e uma possível absorção de manchas.
- Após uma adequada ativação com luz, o material pode ser imediatamente contornado com um spray ar-água a uma velocidade intermédia elevada, sem interferir com a reação de presa. No entanto, é de notar que é possível desidratar a restauração em qualquer altura durante as duas semanas seguintes.

PROPRIEDADES DO CIMENTO DE IONÓMERO DE VIDRO MODIFICADO COM RESINA:

1. Translucidez:

- Verifica-se uma redução da translucidez, uma vez que existe uma diferença significativa entre o índice de refração do pó de ionómero de vidro e a matriz de resina fixada.

2. Libertação de flúor: -

- De acordo com Skinner Cimento de lonómero de vidro convencional - 440 |igF em 14 dias 650 |igf em 30 dias Cimento de lonómero de vidro modificado com resina fotopolimerizável -

1200^gF em 14 dias, 1600 |igF em 30 dias.

3. Força:

- Os valores de resistência diametral são superiores aos do cimento de lonómero de vidro convencional.

4. Adesão à estrutura dentária:

- O mecanismo de ligação é semelhante ao do cimento de ionómero de vidro convencional e os valores de resistência de ligação medidos por testes de resistência de ligação por esfregaço são geralmente mais elevados para o cimento de ionómero de vidro convencional do que para o cimento de ionómero de vidro modificado com resina (de acordo com Skinner), uma vez que a matriz de resina interrompe a ligação química.

5. Adesão a outros materiais de restauração:

- Os cimentos de ionómero de vidro modificados por resina são utilizados principalmente como revestimento e bases. Embora possam ser utilizados para restauração. A ligação destes revestimentos ou bases aos materiais de restauração finais, normalmente compósitos, é extremamente importante.

Assim, em comparação com o cimento de ionómero de vidro convencional. Os cimentos de ionómero de vidro modificados com resina têm maior resistência de ligação à resina composta

6. Adaptação marginal:

- O cimento de ionómero de vidro modificado com resina apresenta um maior grau de retração na presa como resultado da polimerização. Por conseguinte, apresentam maior microvazamento do que o cimento de ionómero de vidro convencional

7. Sensível à água:

- As resinas são adicionadas aos cimentos de ionómero de vidro para reduzir a sensibilidade à água do cimento de ionómero de vidro. Estudos demonstram que os revestimentos de cimento de ionómero de vidro continuam a ser susceptíveis à desidratação e que este material também pode absorver água, o que pode resultar em alterações dimensionais.

8. Bio-compatibilidade:

- A bio compatibilidade dos cimentos de ionómero de vidro modificados por resina é controversa. Certos estudos sugerem que são recomendadas precauções como a utilização de hidróxido de cálcio para preparações profundas, uma vez que se verificam aumentos transientes de temperatura associados ao processo de polimerização.

Vantagens dos RMGIC'S em relação aos GIO convencionais

1. Tempo de trabalho suficientemente longo controlado em comando para um conjunto de encaixe por fotopolimerização.
2. Caraterísticas de fixação melhoradas.
3. Protege a reação ácido-base do problema do equilíbrio da água.
4. Desenvolvimento rápido da força inicial.
5. Pode ser acabado e polido imediatamente após a aplicação.
6. As reparações podem ser efectuadas facilmente, uma vez que a ligação entre o material antigo e o novo é muito forte.
7. Apresenta uma maior aderência ao compósito quando utilizado como base.
8. Ideal sob compósito, uma vez que pode ser gravado imediatamente.
9. A libertação de flúor é comparável à do cimento de ionómero de vidro convencional e superior à dos compómeros.
10. A resistência diametral é elevada (20 Mpa).

Desvantagens

1. A biocompatibilidade é controversa.
2. A contração da configuração é maior, a microfuga é maior e a adaptação marginal é fraca.
3. Baixa resistência ao desgaste em comparação com o compósito.

Utilizações

1. Utilizado para cimentar mantenedores de espaço e ligações em casos de pedofilia.
2. Utilizado como forro e base.
3. Selante de fossas e fissuras.

Por exemplo, Fuji II LC (Bases - GC)
Fotocilindro - ESPE
Vitrebond - 3M
Vitremer - 3M
Solonómero XR - Kers.

4. Material de construção do núcleo.
5. Material de reparação para núcleos ou cúspides de amálgama danificados.
6. Material de enchimento retrógrado.

Algumas considerações clínicas:

A distribuição e a colocação deste tipo de GIC são semelhantes às do tipo clássico, com exceção de alguns pontos:

Ativação da luz:

Os fabricantes recomendam 20-40 segundos de ativação da luz para os materiais modificados com resina. No entanto, como não é possível ativar a luz excessivamente, recomenda-se que a luz seja aplicada durante pelo menos 20 segundos em cada uma das várias direcções para assegurar que o material está completamente curado. É desejável uma acumulação incremental para qualquer restauração que tenha >2-3 mm de profundidade.

Contornar e polir: Isto pode ser feito imediatamente após a cura, utilizando diamantes muito finos e progredindo finalmente para discos de óxido de alumínio graduados sob pulverização de ar-água. A aplicação de um selante de resina de baixa viscosidade confere um brilho, pelo menos durante um curto período de tempo, e permite eliminar as porosidades e os riscos da superfície.

Laminação sobre RMGIC:

Não é necessário condicionar um RMGIC ao laminá-lo com resina composta, porque parece haver capacidade de ligação suficiente no HEMA incorporado no cimento, para garantir uma ligação química adequada entre os dois materiais. Se o condicionador fluir sobre o cimento, não causará nenhum dano. Apenas o esmalte é gravado. É aplicada uma camada fina de resina de ligação ao esmalte e o excesso é retirado com um sopro. A resina de ligação é activada por luz e a resina composta é construída de forma crescente. Hemann e Asmussan (1991) relataram que a adição de ácido policarbonico anidro ao RMGIC fecha a lacuna de contração de 2 - 10ц dentro de 1 semana. A microexpansão de 2-3% ocorre na zona de reação entre o RMGIC e a dentina, causada pelo vidro anidro que aceita água da dentina, reduzindo assim os intervalos de contração.

Alguns dos exemplos de cimentos de ionómero de vidro modificados com resina

FUJI II LC, FUJI IX GP, Vitrebond, Vitremer, PhotacFil- Quick

1. FUJI II LC

O primeiro ionómero de vidro reforçado com resina do mundo continua a ser a referência para os cimentos de ionómero de vidro fotopolimerizáveis, proporcionando mais de 15 anos de

desempenho excecional a clínicos de todo o mundo.
O FUJI II LC é utilizado para o restauro de

- Lesões cervicais
- Cariados
- Erosão
- Abrasão
- Abfracção
- Lesões proximais (tanto na dentição decídua como na permanente)

Pode ser utilizado como

- Uma base/forro sob compósito na técnica de sanduíche
- Um material de construção de núcleo
- Um selante de fissuras
- Um adesivo para colagem de brackets ortodônticos

1. As caraterísticas do arco FUJI II LC são as seguintes

Forte aderência-

- A adesão forte e consistente é a base para o sucesso do Fuji II LC. Como cimento à base de água, o Fuji II LC é tolerante à humidade durante a colocação, com uma consistência de fluxo livre para assegurar uma humidificação óptima da superfície do dente durante a colocação. A estabilidade da adesão é conseguida através da forte ligação química do Fuji II LC à dentina, cometa e cemento. Um coeficiente de expansão térmica semelhante à estrutura do dente e boas caraterísticas de absorção de tensão dentro da estrutura do cimento ajudam a manter a integridade do selamento.

Estética

- Possui uma vasta gama de tonalidades e uma translucidez semelhante à do esmalte

Aplicação rápida Material de restauração autoadesivo

- É tolerante à humidade, simples de utilizar, rápido de aplicar e está pronto para o acabamento final imediatamente após 20 segundos de fotopolimerização

Aplicações clínicas de

1. FUJI II LC: -

- Restauração de lesões cariosas
- É recomendado para a restauração estética destas lesões devido à sua excelente retenção e elevado nível de proteção através da libertação contínua de flúor.
- Restauração de lesões de erosão Os pacientes com ambientes orais ácidos sofrem frequentemente de sensibilidade cervical e subsequente desenvolvimento de lesões de erosão. O Fuji II LC é recomendado para a restauração estética destas lesões devido à sua resistência aos ácidos e à sua forte adesão que proporciona uma dessensibilização eficaz.
- O Fuji II LC resistente a ácidos apresenta uma boa resistência a ácidos e é o material de primeira escolha para pacientes com fluxo salivar reduzido e exposição a desafios ácidos frequentes.
- Restauração de lesões proximais
- Fuji II LC é um material autoadesivo que é rápido e simples de colocar em lesões proximais, proporcionando uma proteção contínua das superfícies dentárias circundantes e adjacentes. O Fuji II LC é ideal para a restauração de lesões proximais anteriores na dentição primária.

2. FUJI IX GP

- Este produto é um material de restauração de ionómero de vidro que faz parte da classe mais atual de ionómeros de vidro autopolimerizáveis descritos como "embaláveis". Inicialmente, este produto foi desenvolvido para ser utilizado com a técnica de Tratamento Restaurador Atraumático (ART) da Organização Mundial de Saúde. A técnica ART utiliza apenas instrumentos manuais para remover cáries e restaurar dentes com materiais de preenchimento adesivos em ambientes clínicos muito limitados em países do terceiro mundo. Uma vez que a GC Fuji IX GP foi especificamente concebida para a técnica ART, destina-se a prestar cuidados dentários intermédios de longa duração nas condições de trabalho mais primitivas em pessoas com pouca adesão e experiência numa cadeira de dentista.[17]

GC Fuji IX GP

Apresenta as seguintes vantagens em relação a outros ionómeros de vidro atualmente disponíveis:

- Diminuição drástica da sensibilidade à humidade
- Melhoria das taxas de desgaste
- Tempos de fixação mais rápidos
- Não é necessária uma luz de polimerização visível se for colocada como restauração intermédia.
- Não é necessária uma luz de polimerização visível quando colocada como restauração permanente e selada com Verniz Fuji.
- Adere ao dente
- Radiopaco
- Libertação e recarga de fluoreto

Se o Fuji Coat LC for utilizado para selar a restauração permanente, será necessária uma polimerização ligeira.

Indicações:

- Excelente material de restauração intermédio
- Restaurações provisórias de longa duração
- Restaurações permanentes em áreas não expostas a cargas de tensão (excelente para lesões cervicais nesta população de pacientes)
- Reforços do núcleo

3. FUJI IX GP EXTRA: -

A nova e melhorada encarnação deste produto tem várias melhorias significativas em relação à versão anterior e chama-se GC Fuji IX GP Extra. Em primeiro lugar, utiliza a nova carga "Smart Glass" que eleva os ionómeros de vidro a um novo nível de desempenho profissional. Esta formulação resulta num aspeto esteticamente mais agradável para a restauração, proporcionando uma translucidez melhorada e uma melhor correspondência de cor com a estrutura natural do dente.

4. VITREBOND:

- Vitrebond: Light Cure Glass lonomer Liner/Base em 1988. Foi o primeiro ionómero de vidro modificado por resina no mercado. O pó é um pó de vidro de fluoroaluminossilicato radiopaco e lixiviável por iões, que se torna fotossensível graças à sua química única.
- O componente líquido é um ácido poliacrílico modificado com grupos metacrilato pendentes, HEMA (2-hidroxietilmetacrilato), água e fotoiniciador. O HEMA está presente para ajudar na reticulação e para melhorar a humidificação da superfície da dentina.
- A química do processo de presa do Vitrebond liner/base consiste em duas reacções de presa independentes. Quando o pó e o líquido são combinados, inicia-se a reação convencional da base de ionómero de vidro e ácido.

- O líquido ácido liberta catiões (Mx+) do vidro, que depois reagem com os grupos carboxilato do ácido polialquenóico, resultando na quelação. Quando irradiado por uma unidade de cura, ocorre uma reticulação fotoiniciada das cadeias de polímero através de uma polimerização de metacrilato de radical livre.
- O mecanismo de fotopolimerização é muito mais rápido do que a reação ácido-base, o que resulta na fixação por comando da massa mista de Vitrebond liner/base após a exposição à luz de uma unidade de polimerização. A reação de quelação iónica continua durante um longo período, resultando na libertação de flúor a longo prazo.[18]

Composição

- O componente líquido do Vitrebond Plus liner/base é constituído principalmente pelo mesmo ácido polialcenóico modificado por resina, HEMA (2- hidroxietimacrilato), água e iniciadores (incluindo canforoquinona) que se encontram no Vitrebond liner/base.
- A pasta é uma combinação de HEMA, BIS-GMA, água, iniciadores e um vidro fluoroaluminossilicato radiopaco (vidro FAS). Este vidro é diferente do vidro FAS contido no revestimento/base Vitrebond original.
- A alteração nos vidros FAS produz uma redução na opacidade do revestimento/base Vitrebond Plus em comparação com o revestimento/base Vitrebond original. Foi demonstrado que o Vitrebond Plus linerbase apresenta as verdadeiras reacções do ionómero de vidro encontradas no Vitrebond liner/base original

Indicações de utilização

- Vitrebond Plus liner/base é indicado para aplicações de revestimento e base sob as seguintes restaurações:
- Compósito
- Amálgama
- Cerâmica
- O revestimento/base Metal Vitrebond Plus não é indicado para o capeamento direto da polpa.

Propriedades físicas:

Módulo de flexão

- O módulo de flexão é um método para definir a rigidez de um material. Um módulo baixo indica um material flexível. O módulo de flexão é medido através da aplicação de uma carga a uma amostra de material que é suportada em cada extremidade.
- O módulo de flexão do Vitrebond Plus liner/base é inferior (é menos RÍGIDO)

Resistência da ligação

- O Vitrebond Plus liner/base pode ser utilizado com qualquer tipo de adesivo (fotopolimerizável ou fotopolimerizável; condicionamento ácido separado ou auto-condicionante, ou seja, adesivos de 4ª, 5ª ou 6ª geração) em dentina ou esmalte. A resistência de união do Vitrebond Plus liner/base à dentina e ao esmalte é comparável à do Vitrebond liner/base, independentemente do sistema adesivo utilizado.
- Não só a adesão durante 24 horas é importante, como também a força de adesão imediata. Para que o revestimento resista às forças de contração do compósito polimérico e às forças de remoção da impressão sem se afastar da dentina para formar espaços, a ligação tem de se desenvolver rapidamente.
- A ligação (dentina e esmalte) do Vitrebond Plus liner/base desenvolve-se rapidamente (em 15 minutos), o que é comparável ao Vitrebond liner/base, clinicamente bem sucedido.
- Vitrebond Plus liner/base mantém a sua adesão à dentina e ao esmalte ao longo do tempo

Resistência à compressão e à tração diametral

- Cerca de 60% da resistência à tração diametral e à compressão do Vitrebond Plus liner/base desenvolve-se em 15 minutos.
- O revestimento/base Vitrebond Plus mantém a sua resistência [à tração diametral e à compressão] ao longo do tempo. [comparável a outros revestimentos RMGI].

Libertação de fluoreto

- Vitrebond liberta fluoreto em quantidades semelhantes ou superiores às de outros produtos de ionómero de vidro modificado com resina e dos sistemas tradicionais de ionómero de vidro.
- Microfugas reduzidas em comparação com outros produtos de ionómero de vidro modificado com resina.

KETAC NANO:

- Foi introduzido um novo material de restauração dentária de ionómero de vidro modificado por resina (RMGI) para reparação de dentes decíduos e permanentes. O Ketac Nano (3M ESPE) inclui vidro fluoroaluminossilicato (FAS), nanofillers e "clusters" de nanofillers combinados para melhorar as caraterísticas de cor e a capacidade de polimento.
- Os componentes de nano-enchimento também melhoram algumas propriedades físicas da restauração endurecida. A fórmula pasta/pasta e o sistema Clicker Dispenser exclusivo (3M ESPE) tornam o material muito mais fácil e rápido de utilizar.
- Em vez de componentes em pó/líquido, este material de restauração RMGI é composto por 2 pastas alojadas num dispensador de cano duplo que "clica" em porções iguais de cada pasta para espatulação numa almofada de mistura. O fabricante chama ao novo cimento de restauração um "nanoionómero" porque a formulação é "baseada na tecnologia de nanoenchimento ligado".
- De acordo com o fabricante, a formulação da pasta/pasta é composta da seguinte forma:
- A pasta A é à base de resina e contém vidro de fluoroaluminossilicato, nanoenchimentos de sílica e zircónia tratados com silano, resinas de metacrilato e dimetacrilato e fotoiniciadores.
- A pasta B é à base de água e contém copolímero de ácido polialquenóico (copolímero Vitrebond), nanoclusters de sílica de zircónia tratados com silano e hidroxietilmetacrilato (HEMA). Ketac
- O Nano Primer contém água, HEMA, copolímero de ácido polialquenóico e fotoiniciadores. de nanofiller e nanoclusters de material de enchimento proporciona uma estética melhorada, melhor polimento e melhoria de certas caraterísticas físicas do material endurecido na boca.[19]

Técnica

A técnica de utilização do Ketac Nano pode ser descrita da seguinte forma:

- Após a preparação dos dentes da forma habitual, pintar o Ketac Nano Primer sobre as superfícies e margens.
- Diluir o primário com um jato suave de ar seco.
- Fotopolimerizar o primário durante 10 segundos.
- Espremer o número desejado de "cliques" de material numa almofada de mistura e misturar com uma espátula durante 20 segundos. É importante não encurtar o tempo de mistura de 20 segundos. Todos os componentes devem ser bem misturados.
- Encher uma ponta de seringa AccuDose laranja (Centrix, Inc) com a pasta misturada e injectá-la cuidadosamente no dente preparado.

- Injetar lentamente o cimento dentro dos limites da preparação com muito cuidado, mantendo a ponta da seringa imersa no material para não prender bolhas de ar que seriam vazios no material, uma vez endurecido. (É útil deixar o cimento misturado assentar na ponta da seringa durante cerca de 30 segundos antes de injetar. Este ligeiro atraso permite a solidificação do material, o que facilita a injeção).
- Colocar apenas incrementos de 2 mm de espessura de cada vez, fotopolimerizando cada porção. Vinte segundos de exposição à luz com 1100 mW por cm2 são suficientes para cada camada. (Ao contrário do Vitremer, não há reação de cura da resina sem luz
- Injetar a restauração em excesso e moldá-la com a mão (ins.), mergulhada no Ketac Nano Primer. O primário ajuda a evitar a aderência ao instrumento.
- Após a fotopolimerização final, o acabamento e o polimento da superfície de restauração podem ser feitos como se fosse um material composto à base de resina sob humidade. As brocas de diamante de velocidade lenta, média e fina, o óxido de alumínio ou as tiras e discos de acabamento diamantados são particularmente úteis com o material de nano-ionómero.

COMPOMISSORES

- Os compómeros foram introduzidos na profissão no início dos anos 90 e foram apresentados como uma nova classe de material dentário concebido para combinar a estética dos compósitos tradicionais com a libertação de flúor e a adesão dos cimentos de ionómero de vidro. O nome trivial foi concebido a partir dos nomes destes dois materiais "pais", sendo que "comp" vem de compósito e "omer" de ionómero. (fig.2).
- Os compómeros são mais corretamente designados por resina composta modificada com ácido poliacrílico ou PMCR. Estes materiais são macios, não são pegajosos, não precisam de ser misturados e são fáceis de colocar.
- São uma tentativa de combinar as melhores propriedades do ionómero de vidro e das resinas compostas. Introduzidos em 1993, representam atualmente 15% de todos os materiais dentários vendidos em todo o mundo.
- Uma das principais razões para o seu sucesso é o facto de serem muito fáceis de utilizar. São fáceis de injetar numa cavidade, simples de moldar, de polimerizar rapidamente e podem ser esculpidos e polidos após a polimerização. Estão a substituir as resinas compostas nas restaurações anteriores proximais e os ionómeros de vidro nas restaurações cervicais. Em quase todas as outras áreas, os compósitos e os ionómeros de vidro são preferidos.[20]

COMPOSIÇÃO

- Estes materiais têm dois constituintes principais: monómero(s) de dimetacrilato com dois grupos carboxílicos presentes na sua estrutura e carga que é semelhante ao vidro lixiviável por iões presente nos GIC. O rácio entre os grupos carboxílicos e os átomos de carbono da espinha dorsal é de aproximadamente 1:8.
- Não existe água na composição destes materiais, e o vidro lixiviável por iões é parcialmente silanizado para assegurar alguma ligação à matriz. Estes materiais são fixados através de uma reação de polimerização radical livre e não têm a capacidade de se ligarem aos tecidos duros dos dentes, e têm níveis significativamente mais baixos de libertação de flúor do que os GICs.
- Embora baixo, o nível de libertação de flúor é superior ao dos GIC. Embora baixo, foi relatado que o nível de libertação de flúor dura pelo menos 300 dias. A reação ácido-base retardada (pós-cura e pós-sorção de água) entre grupos carboxílicos esparsos e áreas de enchimento não contaminadas pelos agentes de acoplamento de silano é especulativa e é provavelmente insignificante para as propriedades gerais destes materiais.

- São fabricados com uma resina de dimetacrilato funcionalizada com ácido que pode sofrer uma reação ácido-base com um pó de ionómero de vidro que pode ser taxado com um enchimento de vidro composto convencional.
- Funcionam através da absorção de água que expande a restauração ao longo do tempo. Esta água absorvida pode então causar uma reação ácido-base entre as cadeias laterais de poliácidos da matriz de resina e a carga de ionómero de vidro. Isto resulta na libertação de flúor, que é cerca de 20% de um ionómero de vidro convencional. Ao contrário dos ionómeros de vidro, as propriedades físicas dos compómeros diminuem à medida que a água é absorvida. Em alguns materiais, esta diminuição pode ser de 50%, deixando um material inferior em termos de resistência.
- Quanto mais grupos carboxílicos ácidos o compósito modificado com ácido poliacrílico (compómero) contiver, mais hidrofílica e iónica se torna a matriz, o que resulta numa maior absorção de água. Ao contrário dos ionómeros de vidro modificados com resina, quando um compómero absorve água, as suas propriedades físicas diminuem. Em alguns casos, até 30 a 50%.
- Ao contrário dos ionómeros de vidro, estes materiais proporcionam uma menor libertação de flúor. No entanto, a pequena quantidade de flúor libertada pelos compómeros pode ter um valor limitado, uma vez que a interface de ligação mínima impede que o flúor da restauração entre no dente. No entanto, a libertação superficial de flúor dos compómeros pode afetar a estrutura dentária circundante. Considerando a baixa fração volumétrica de carga e a salinização incompleta da carga, pode postular-se que se trata de compósitos inferiores.

PRODUTOS COMERCIAIS

Marca

- Ana Compomer
- Dyract
- Dyract AP
- DyractCem
- Dyract Posterior
- Selo Dyract
- Compoglass
- Compoglass F
- Hytac
- Material de cimentação resinómero
- Fabricante
- Nordiska Dental,
- Suécia Dentsply,
- Konstanz. Alemanha Dentsply,
- Konstanz, Alemanha Dentsply,
- Konstanz, Alemanha Dentsply,
- Konstanz, Alemanha Dentsply,
- Konstanz, Alemanha
- Ivoclar-Vivadent, Liechtenstein
- Ivoclar-Vivadent, Liechtenstein
- ESPE Bisco
- Estes materiais têm alguns componentes ionoméricos ácidos numa matriz de resina. Os compómeros não contêm água, mas reagem na presença de água, por expansão volumétrica.

Ao contrário do que o nome indica, os compómeros apresentam poucas propriedades semelhantes aos ionómeros de vidro tradicionais. Estes materiais devem ser fotopolimerizados. Embora alguns fabricantes não recomendem o condicionamento do esmalte, os estudos mostram que a retenção aumenta aproximadamente três vezes quando o dente é condicionado pela primeira vez.

- O primeiro compómero introduzido, em 1993, foi o Dyract (Dentsply). Foi introduzido primeiro na Europa, depois no Canadá e, por fim, nos Estados Unidos. Embora muitos educadores europeus tenham uma opinião positiva sobre estes materiais, nos Estados Unidos os investigadores da comunidade académica estão menos optimistas, apesar da sua rápida aceitação pelos profissionais.
- O Dyract foi objeto de algumas alterações de formulação. Uma delas foi a adição de flúor e a outra foi a utilização de um tamanho de partícula pequeno e o aumento da conversão. Atualmente, goza de um sucesso considerável no mercado. A Dentsply, para seu crédito, iniciou ensaios clínicos antes do seu lançamento, uma prática que está a tornar-se menos comum, com a maioria dos fabricantes a iniciar ensaios clínicos após o lançamento do produto.
- O material seguinte introduzido foi o vidro compo (Vivadent). Depois disso, muitos fabricantes seguiram o exemplo, incluindo hytac (ESPE) e outros. Cada um destes materiais é completamente diferente e nenhum foi ainda submetido a ensaios clínicos. O que têm em comum é o facto de absorverem água após a colocação, o que resulta numa expansão. São também mais macios do que os compósitos e podem ser mais facilmente flexionados. Quase todas as outras propriedades físicas destes materiais são menos desejáveis do que as dos compósitos convencionais.

Composição e cenário

- Os compómeros assemelham-se às resinas compostas tradicionais na medida em que a sua reação de presa é uma polimerização de adição. É normalmente iniciada por luz e o iniciador é a canforoquinona com acelerador de amina e, como tal, é sensível à luz azul a 470 nm.
- Existe, no entanto, pelo menos uma marca, concebida para ser utilizada como cimento de cimentação, DyractCem, que é um sistema de duas pastas. A cura é efectuada através da mistura das duas pastas, cada uma das quais contém um componente do sistema iniciador de radicais livres. No entanto, o material de presa não difere em nada dos compômeros que curam fotoquimicamente.
- Uma das principais caraterísticas dos compómeros é o facto de não conterem água e de a maioria dos componentes serem os mesmos que os das resinas compostas. Normalmente, trata-se de macromonómeros volumosos, como o dimetacrilato de éter bisglicídico (Bis-GMA) ou os seus derivados e/ou dimetacrilato de uretano, que são misturados com diluentes redutores de viscosidade, como o trietilenoglicolimetacrilato (TEGDMA).
- Estes sistemas de polímeros são preenchidos com pós inorgânicos não reactivos, como o quartzo ou um vidro de silicato, por exemplo SrAIFSiO4. Estes pós são revestidos com um silano para promover a ligação entre o material de enchimento e a matriz no material definido. Além disso, os compómeros contêm monómeros adicionais que diferem dos dos compósitos convencionais, que contêm grupos funcionais ácidos.
- O monómero mais utilizado deste tipo é o chamado TCB, que é um diéster de metacrilato de 2-hidroxietilo com ácido butano tetracarboxílico. Este monómero ácido-funcional é um componente muito secundário e os componentes contêm também algum pó de vidro reativo

do tipo utilizado nos cimentos de ionómero de vidro.
Vantagens dos Compomers

- Facilidade de colocação
- Sem mistura
- Fácil de polir
- Boa estética
- Excelente manuseamento
- Menos suscetível à desidratação
- Radiopaco

Desvantagens dos Compomers

- Experiência clínica limitada e poucos ensaios clínicos de longa duração
- Requerem um agente de ligação como os compósitos
- Mais manchas e lascas marginais
- Desgasta-se mais do que os compósitos
- A enorme variação dos produtos torna a longevidade difícil de prever
- Propriedades físicas mais fracas do que os compósitos que diminuem para prever
- Significado clínico do fluoreto indeterminado

Libertação de fluoreto
A restauração preparada é muito ligeiramente permeável à água, o que pode desencadear uma reação ácido-base entre os grupos ácidos da resina ácida e a carga de ionómero de vidro. Esta segunda reação causa a libertação de fluoreto do tipo ionómero de vidro observada nos compómeros. No entanto, a quantidade de fluoreto libertada é muito inferior à do GIC.
ORMOCERS

- ORMOCER é a sigla de Organically Modified Ceramic (cerâmica modificada organicamente). Trata-se de um copolímero tridimensionalmente reticulado. (Fig. 3)
- Os Ormocers são materiais de enchimento avançados para utilização em medicina dentária que, devido à sua tecnologia de matriz inovadora e partículas de enchimento, representam o estado da arte da ciência.
- A classe de materiais Ormocer foi desenvolvida pelo Fraunhofer Silicate Research Institute em Wurzburg, Alemanha, e está patenteada.
- O termo "Ormocer" é uma marca registada da FraunhoferGesellschaft 9fhg), Alemanha.

Definição dos Ormocers

- A estrutura do Omocer é constituída por uma rede especial de copolímeros pré-moldados. Ao contrário dos polímeros convencionais, os Omocers têm uma grande espinha dorsal, que é funcionalizada com unidades orgânicas polimerizáveis. Isto produz compósitos poliméricos tridimensionais, ou seja, onmocers. As partículas de enchimento são incorporadas nesta matriz de rede inorgânica e orgânica reticulada, tal como acontece com a tecnologia de compósitos comprovada.[20]
- Os Ormocers são materiais totalmente polimerizados. Podemos imaginar uma unidade Ormocer como sendo um pedaço ou uma bobina de arame farpado onde, por exemplo, as farpas são feitas de unidades orgânicas polimerizáveis, tais como grupos metacrilato. O fio representa a espinha dorsal pré-formada. Sendo uma bobina, o arame farpado também é reticulado tridimensionalmente.
- Se as partículas de enchimento forem incorporadas nesta rede tridimensionalmente reticulada, como na tecnologia de compósitos, forma-se a estrutura básica do material de enchimento Oromocer. A restante matriz de resina é baseada num pequeno número de

dimetacrilatos e em quantidades mínimas dos seus químicos associados.
Comercialmente, estão disponíveis dois tipos de materiais à base de Ormocer.

1. Definitivo (Degussa)
2. Admira (Voco)

- Os Ormocers são constituídos por três unidades principais, cada uma das quais influencia as suas propriedades.

O núcleo

• O núcleo representa a espinha dorsal das moléculas Ormocer e consiste numa rede tridimensional dura, que se forma numa reação offshore (processo de solgel). Com este procedimento especial de fabrico, é possível construir grandes moléculas não polarizadas que são líquidas. Esta etapa de reação faz parte da polimerização completa e a contração de volume que a acompanha tem prioridade no recipiente de reação. Assim, o encolhimento que ocorre durante a cura do material de enchimento durante a utilização da luz azul pode ser reduzido ao mínimo. Esquema da rede pré-formada (esquerda) e dos grupos polimerizáveis (direita) das moléculas de ormocer.

Os grupos polimerizáveis

• Os grupos orgânicos polimerizáveis são acoplados à espinha dorsal tridimensional durante o processo de síntese e, por conseguinte, estão fortemente ligados a ela. No caso dos Ormocers dentários, estes grupos são unidades de metacrilato. Foram escolhidos porque as conhecidas técnicas de trabalho provenientes da tecnologia de compósitos (cura com luz azul) podem ser transferidas. Assim, não é necessária a introdução de novos procedimentos de trabalho e a compra de equipamento adicional. Os grupos orgânicos polimerizáveis regulam a capacidade de formar redes, ao mesmo tempo que regulam a dureza e o comportamento ótico.

Constituintes de Ormocer

• Os constituintes do Ormocers (cerâmica organicamente modificada) não devem ser confundidos com as cargas de vidro-cerâmica dos compósitos convencionais. Como todos os compósitos, também contém partículas de enchimento convencionais feitas de vidro e cerâmica. Estes compósitos poliméricos tridimensionais, ou seja, os Ormocers, formam uma fração de resina inovadora e substituem uma grande parte da matriz de resina orgânica dos compósitos convencionais.

Encolhimento mínimo

• O material de limagem baseia-se na tecnologia Ormocer e sofre uma contração de polimerização de 1,97% por volume, o que proporciona uma elevada integridade marginal e previne as cáries secundárias. Os Ormocers são totalmente polimerizados - devido a este facto, bem como à sua estrutura pré-formada e peso molecular extremamente elevado, sofrem uma retração consideravelmente menor do que os compósitos ou compómeros convencionais. A contração restante causada pela matriz de resina residual polimerizável é muito reduzida.

CERÓMEROS DIRECTOS

• Um Ceromer (CERamic Optimized polyMER) é um material compósito tecnologicamente avançado que utiliza combinações de cargas cerâmicas (óxidos metálicos) para proporcionar propriedades únicas de manuseamento, desgaste e estética.

• Embora as propriedades físicas sejam melhoradas (cargas tridimensionais numa matriz polimérica, das quais duas são libertadoras de flúor), são as caraterísticas de manuseamento operacional do Ceromer fluido e direto que facilitam a perfeição da restauração.

• Um compósito geralmente aumenta a sua rigidez quando a concentração de carga é aumentada. Os fabricantes têm-se esforçado por obter uma consistência densa com elevado teor de carga, mas simultaneamente moldável.

- A incorporação de silicato organicamente estratificado como modificador reológico nestes Ceromer proporciona um elevado teor de carga sem comprometer as caraterísticas de entrega e manuseamento. As propriedades de manuseamento do novo Ceromer fluido (fluxo Tetric) permitem uma colocação precisa e controlada. Como resultado, os novos materiais apresentam caraterísticas melhoradas de colocação, escultura e acabamento.[21]

Além disso, o Tetric flow (flowableCeromer) e o Tetric Ceram, o Ceromerivoclar direto (Vivadent, Amherst, NY), incorporam um sistema catalisador que torna os materiais menos sensíveis à luz ambiente. Isto elimina a dificuldade associada à polimerização parcial durante a modelação. Como resultado, estes materiais são uma alternativa de restauração adequada para restaurações de grandes dimensões ou que exijam uma morfologia complexa, uma vez que proporcionam ao operador tempo suficiente para formar as caraterísticas anatomicamente corretas.

COMPOSIÇÃO:

- Os cerómeros são compostos por cargas cerâmicas de partículas finas especialmente desenvolvidas e condicionadas de tamanho submicrónico (0,04 e 1,0 |im), que são estreitamente embaladas (75-85% em peso) e incorporadas numa matriz de polímero orgânico temperável avançado.
- Este material é constituído por uma pasta que contém vidro de bário (< 1 |im), óxido misto esferoidal, trifluoreto de itérbio e dióxido de silício (57 % vol) em monómeros de dimetacrilato (Bis-GMA e dimetacrilato de uretano).
- São fixados por uma polimerização de C=C do metacrilato. Têm de ser colados à estrutura dentária.
- Com base na sua composição e estrutura, os cerómeros combinam as vantagens da cerâmica, por exemplo, qualidade estética duradoura, resistência à abrasão e elevada estabilidade, com as dos compósitos de última geração, por exemplo, facilidade de ajuste final, excelente polimento, ligação eficaz ao compósito de cimentação, baixo grau de fragilidade e suscetibilidade à fratura, bem como a possibilidade de reparar restaurações na boca.

Para além de serem altamente estéticas, as restaurações Ceromer também conservam a estrutura do dente.

INDICAÇÕES

- Lesões superficiais.
- Restaurações de lesões profundas com acesso oclusal mínimo.
- Colocação interproximal profunda adjacente à matriz frágil.
- Encerramento direto da pasta.
- Grandes defeitos cervicais
- Utilização de um cerómero fluido para reparação.
- Esplintagem de dentes móveis.

ACP-CPP NANOTECNOLOGIA

Fosfato de cálcio amorfo

- De um modo geral, Boskey mencionou que Aaron S. Posner descreveu pela primeira vez o fosfato de cálcio amorfo (ACP) em meados da década de 1960. Foi obtido como um precipitado amorfo por acidente ao misturar concentrações elevadas (30 mM) de cloreto de cálcio e fosfato ácido de sódio (20 mM) em tampão.
- Trata-se de materiais de restauração nanocarregados activados por luz, utilizados como

fase de enchimento em compósitos poliméricos bioactivos. Estes compósitos libertam iões de cálcio, flúor e hidroxilo quando os valores de pH intra-orais descem abaixo do pH crítico de 5,5 e evitam a desmineralização da superfície do dente e também ajudam na desmineralização.

- Os materiais à base de ACP foram desenvolvidos para uma série de aplicações, como bases/forros, adesivos ortodônticos, selantes endodônticos e selantes de fossas e fissuras. Os compósitos inteligentes contêm fosfato de cálcio amorfo (ACP), um dos mais solúveis dos fosfatos de cálcio biologicamente importantes.
- Os blocos básicos de construção do esmalte dentário são a hidroxiapatite: é também um componente inorgânico da dentina. No caso de ataque carioso, a hidroxiapatite é removida do dente, resultando em cáries ou manchas brancas.
- O ataque carioso é normalmente o resultado da exposição a condições de pH baixo (ataque ácido), quer por bactérias, outros organismos biológicos que libertam ácido, alimentos (produtos da decomposição de hidratos de carbono) ou bebidas ácidas.
- O ACP em pH neutro ou elevado permanece ACP. Quando valores de pH baixos, ou seja, iguais ou inferiores a 5,8, ocorrem durante um ataque carioso. O ACP converte-se em HAP e precipita, substituindo então o HAP perdido pelo ácido. Assim, quando o nível de pH na boca desce abaixo de 5,8, estes iões fundem-se em segundos para formar um gel. Em menos de 2 minutos, o gel transforma-se em cristais amorfos, resultando em iões de cálcio e fosfato [3]. Ex: Controlo de pH Ariston - introduzido pela lvoclar - Vivadent (Liechtenstein) Company.
- Ariston pH (controlo do pH), de 1998, que se afirma libertar fluoreto, hidróxido e iões de cálcio, quando o pH nas restaurações deste material desce para o pH crítico. Diz-se que isto neutraliza o ácido e contraria a descalcificação do esmalte e da dentina. O ataque carioso é normalmente o resultado da exposição a condições de pH baixo (ataque ácido), seja por bactérias, outros organismos biológicos que libertam ácido, alimentos (produtos da decomposição de hidratos de carbono) ou bebidas ácidas. Assim, quando o nível de pH na boca desce abaixo de 5, estes iões fundem-se em segundos para formar um gel. Em menos de 2 minutos, o gel transforma-se em cristais amorfos, dando origem a iões de cálcio e fosfato.
- Estes iões de cálcio e fosfato neutralizam e tamponam o pH, o que justifica a sua utilização em materiais de reparação óssea, implantes com revestimento inteligente, verniz dentário (verniz Enamel Pro), gomas de mascar, dentífricos, elixires, cimentos dentários e adesivos ortodônticos (Aegis Ortho), selantes de fossas e fissuras, compósitos e adesivos dentários.[22]

FOSFOPEPTÍDEO DE CASEÍNA (CPP)

- Um derivado do leite, em combinação com ACP (complexo CPP-ACP), é utilizado para a remineralização de lesões incipientes de manchas brancas em alguns dentífricos sob o nome de ReCaldent.
- A CPP contém a sequência ativa Ser(P)-Ser(P)-Ser(P)-Glu-Glu.
- É produzido a partir de uma digestão típica da caseína da proteína do leite, sendo depois agregado com fosfato de cálcio e purificado.
- A CPP ajuda a estabilizar o cálcio e o fosfato. A capacidade disponível do cálcio e do fosfato ligados à CPP aumenta à medida que o pH se torna mais ácido.

CPP-ACFP (GC Tooth Mousse Plus)

- Foi observado que o CPP, que se liga ao cálcio e ao fosfato, também tem a capacidade de se ligar ao flúor.
- Existe um efeito sinérgico entre o CPP-ACFP (fosfato de cálcio acidulado com flúor) que

tem um maior efeito de remineralização quando comparado com o CPP-ACP ou com o flúor isoladamente.

- É obtido pela adição de 900ppm de 0,2% de fluoreto.
- O principal mineral formado durante a utilização de CPP-ACFP é a fluoroapetite (FA), que é altamente suscetível de ataque ácido quando comparada com a hidroxiapatite.[23]

Beta TricaleiumPhophate (Clinpro Tooth Creme)

- O fosfato tricálcico existe em dois empréstimos - alfa e beta. O Beta TCP é mais estável e menos solúvel quando comparado com o alfa TCP.
- Assim, proporciona uma maior disponibilidade de iões de cálcio.
- O TCP, quando revestido com compostos orgânicos, tais como surfactantes ou ácidos carboxílicos, evita interações e aumenta a disponibilidade de iões de cálcio para a remineralização. Esta técnica é utilizada no Clinpro Tooth Creme.

AGENTES DE CIMENTAÇÃO HÍBRIDOS

- O mais recente desenvolvimento envolvendo a utilização de ionómeros de vidro como agentes de cimentação foi a introdução de produtos de resina híbrida auto-polimerizável/ionómero de vidro, tais como Fuji Plus (anteriormente Fuji Duet, GC America), Fuji Cem (GC America), e RelyX (anteriormente Vitremer Luting Cement, 3M ESPE).
- Os ionómeros de vidro/resina híbridos foram inicialmente introduzidos como revestimentos/bases activados por luz e, mais tarde, como materiais de restauração de dupla ativação. Estes novos cimentos têm várias vantagens em comparação com os agentes de cimentação de ionómero de vidro tradicionais, como o Ketac-Cem. Ketac-CemAplicaps, e Fuji Cap 1.
- Têm maior resistência à tração e são menos frágeis.
- Além disso, libertam pelo menos tanto flúor como os ionómeros de vidro tradicionais, são menos solúveis e são menos sensíveis à contaminação por humidade e à dessecação.
- Embora as três marcas sejam semelhantes no facto de serem todas autopolimerizáveis, existem diferenças entre elas em muitos aspectos (por exemplo, a forma como o dente preparado é tratado antes da cimentação e o número de utilizações clínicas do cimento).

GC FUJI PLUS:

- Fuji Plus é o cimento de ionómero de vidro reforçado com resina, fácil de utilizar, com uma resistência notável, libertação sustentada de flúor e excelente biocompatibilidade.
- Fuji PLUS foi concebido para a cimentação final de restaurações metálicas, metálicas fundidas com porcelana e sem metal,[24] incluindo coroas, pontes, inlays e onlays, à estrutura dentária e a todos os tipos de núcleos. Fuji PLUS também sela as restaurações, reduz a sensibilidade e a microinfiltração e promove a remineralização.

Vantagens

- O Fuji Plus liga-se quimicamente à dentina, ao esmalte e ao cemento, proporcionando uma elevada libertação sustentada de flúor que pode ser recarregada através da utilização de pastas dentífricas com flúor, elixires e tratamentos tópicos. A investigação demonstrou que esta elevada libertação de flúor no dente ajuda a prevenir a cárie recorrente, e a rápida mudança de pH para neutro pode diminuir os problemas de sensibilidade.
- O seu coeficiente de expansão térmica é muito próximo da dentina, pelo que se expande e contrai tal como a estrutura dentária quando exposta ao calor e ao frio. Esta verdadeira caraterística do ionómero de vidro mantém a integridade da ligação e, em conjunto com a elevada libertação de flúor, diminui a probabilidade de microinfiltração e cárie, assegurando uma restauração duradoura.

- Fuji Plus tem uma excelente biocompatibilidade com a polpa e o tecido gengival.
- Clinicamente insolúvel
- Biocompatibilidade
- Baixa espessura da película

FUJI PLUS CÁPSULAS

- Cápsulas pré-medidas sem confusão
- Mais fácil de misturar - Mais fácil de utilizar - Poupa tempo
- Consistência perfeita da cimentação
- São fáceis de utilizar, sem mistura manual e sem sujidade. Triturar durante 10 segundos para obter a viscosidade ideal, colocar no aplicador e dispensar o material.

Pó-líquido

As excelentes propriedades molhantes do Fuji PLUS permitem uma mistura num só passo em menos de 30 segundos. Uma textura suave e cremosa torna-o tão fácil de aplicar como de misturar.

Técnica

Técnica de colocação simples

- Compatível com um ambiente húmido
- Sem gravura

A cimentação final com Fuji Plus é menos complicada do que o procedimento necessário para os cimentos de resina composta. Basta misturar (ou triturar), aplicar e limpar o excesso de cimento depois de assentar a restauração. Uma vez que o Fuji Plus adere em campo húmido, não é necessário preocupar-se com o controlo da humidade e com uma técnica complicada.

PROPRIEDADES FÍSICAS

	EШ1 MAIS	RELYX	KETAC CEM
Consistência	34MM	28MM	33MM
Espessura da película (|im)	10	14	17
Tempo de trabalho PóLíquido cápsulas	2MIN 30 SEC 2 MIN	2 MIN 30 SEC	C MIN 30 SEC
Tempo de definição	5 MIN	6 MIN	3 MIN
Compressão força	155	96	120
Diametraltenile força 1 Dia (Mpa)	24	15	6.8
Solubilidade % em Água	0.07%	0.38%	0.07%
Radioopacidade	SIM	SIM	SIM

Cimento RelyX TM Luting Plus

- Entrega cómoda de pasta-pasta no Dispensador Clicker
- Rácios de mistura consistentes
- Fórmula melhorada para um melhor desempenho

- Limpeza fácil
- Baixa sensibilidade pós-operatória
- Libertação sustentada de flúor

Indicações:

- Coroas metálicas, inlays e onlays (inclui coroas de aço inoxidável)
- Coroas e pontes de metal fundido em porcelana
- Restaurações de cerâmica de núcleo reforçado totalmente em zircónio ou alumina (como LavaTM ou Procera)
- Pinos e postes endodônticos
- Aparelhos ortodônticos.

GIC de embalagem: (FUJI IX GIC/ KETAC MOLAR)

- Trata-se de um novo GIC de alta viscosidade lançado no início da década de 1990. Este material foi desenvolvido principalmente como material de enchimento na terapia de restauração atraumática [ART].
- Refere-se à restauração de dentes em condições de instrumentação mínima.
- A abordagem ART para gerir as lesões de cárie foi experimentada pela primeira vez em meados dos anos 80 e tem sido utilizada em África. Tailândia e China na década de 1990.

Técnica clínica:

- O esmalte danificado é quebrado com instrumentos manuais.
- A dentina mole é escavada.
- O GIC é aplicado na cavidade e em quaisquer fossas e fissuras confluentes.
- O dedo revestido de vaselina é pressionado sobre a restauração.
- O instrumento manual é utilizado para terminar a restauração.

Indicações:

- KETAC-MOLAR é um cimento de ionómero de vidro convencional, isento de metal, que foi especialmente concebido como material de preenchimento para a área lateral do dente.
- As suas propriedades mecânicas melhoradas, a sua consistência empacotável e a sua maior radiopacidade tornam-no adequado para revestimentos sob obturações de compósito das classes I e II da cavidade, para a construção de núcleos sob coroas, para obturações de dentes primários e para restaurações da classe I da cavidade em regiões não ocluídas. Outras áreas de indicação incluem obturações de cavidades de classe V quando os aspectos estéticos não desempenham um papel importante e obturações temporárias para cavidades de classe I e II. I e II.
- Devido à sua vasta gama de indicações, aos seus critérios de qualidade e à sua consistência embalável
- O KETAC-MOLAR pode também ser utilizado como substituto temporário da amálgama.
- O KETAC-MOLAR é, tal como todos os cimentos de ionómero de vidro convencionais, um sistema pó/líquido e é fornecido em sistemas de cápsulas misturadas à mão e misturadas automaticamente (APLICAP).
- Para todas as versões da gama de produtos KETAC-MOLAR, obtém-se a mesma concentração global de ácido no estado misto.

Produto	Pó:Líquido rácio	Ácido em pó	Ácido no líquido
Cetáceo Molar	3,4:1	25%	75%

Aplicap			
Ketac- Mão Molar Versão mista	3,0:1	0%	100%

- A relação pó/líquido (em peso) para a versão de mistura manual situa-se entre 3,0 e 1, o que corresponde a uma dosagem de uma colher de pó e uma gota de líquido.
- O pó utilizado para as preparações em cápsulas contém, para além do vidro radiopaco ultrafino de alumínio-cálcio-lantânio-fluorisilicato. 5% de ácido policarbonato seco por pulverização (um copolímero de ácido acrílico e maleico).
- Este ácido para o pó leva a uma maior concentração global de ácido no cimento, resultando num aumento da reticulação e em valores mecânicos melhorados sem um aumento dramático da viscosidade inicial. O componente líquido do cimento, contido em cápsulas, é uma solução aquosa de ácido policarbónico e ácido tartárico. O rácio pó/líquido é de 3,5,1.
- O KETAC-MOLAR é fornecido na conhecida cápsula APLICAP. No entanto, devido à maior viscosidade, o bocal de aplicação foi encurtado, a secção transversal do canal foi aumentada e o raio de curvatura melhorado, de modo a que o cimento possa ser mais facilmente pressionado para fora.
- Quando o pó e a solução aquosa ácida são pré-misturados numa unidade de mistura universal, por exemplo, a unidade ESPE ROTOMIX, o ácido carbónico COOH dissocia-se em COO (ião carboxilato) e H+ (ião hidrogénio). O ião H+ positivo ataca a superfície do vidro, onde são libertados principalmente iões Ca2+ e um pequeno número de iões Na+ sob a forma de complexos de fluoreto.
- Os iões libertados reagem com o ácido e estabelecem ligações cruzadas com o ácido poliacrílico como pontes de cálcio para formar um gel de policarboxilato de cálcio no qual o vidro não reagido é incorporado.
- O ataque contínuo de iões de hidrogénio provoca uma libertação retardada de iões A13+ do vidro de silicato sob a forma de iões AlF2+ que são depositados na matriz já pré-formada para formar um gel de Ca-Al-Carboxilato insolúvel em água

	KETAC MOLAR APLICAP (Valores médios)	**KETAC MOLAR HAND Versão MIXED**
Tempo de cura (min)	2:30	3:30
Resistência à compressão (Mpa)	230	210
Dureza da superfície (Mpa)	460	420
Radiopacidade (%)	260	250
Resistência à flexão (Mpa)	33	37

AMALCOMER

A tecnologia AMALGOMFR "é a mais recente inovação na medicina dentária de restauração. Pela primeira vez, a resistência de uma restauração clássica de amálgama foi combinada com a estética e as muitas outras vantagens dos lonómeros de vidro.

As caraterísticas do AMALCOMER são as seguintes

- concebido para igualar a resistência e a durabilidade da amálgama
- Elevado nível sustentado de libertação de fluoreto
- Estética soberba
- É necessária uma preparação mínima da cavidade
- Adesão natural à estrutura dentária

- Boa biocompatibilidade
- Conjunto químico duro e rápido com um bom tempo de funcionamento
- Sem problemas de retração, corrosão, expansão ou condutividade térmica associados a outros materiais de enchimento.[25]

Propriedades físicas

Tempo de trabalho

- Mínimo 1 minuto e 20 segundos a partir do início da mistura a 22-24°C

Tempo de definição

- Máximo de 3 minutos e 30 segundos a partir do final da mistura

Resistência à compressão

- 1 hora - 164Mpa
- 24 horas - 323Mpa

Resistência à flexão - 38Mpa

Resistência à tração - 21,5Mpa

Módulo de elasticidade - 13,1 Gpa

Estabilidade dimensional - +0,10%

Comparação direta do Amalgomer com o GIC convencional

	Compressão Força	Módulo de elasticidade	Flexão Força	Tração pontos fortes
GIC Especificação	130Mpa			
Amálgama Especificação	3OOMpa			
Convencional GIC	50Mpa	8 GPa	lOMpa	9Mpa
AMALGOMER (Típico)	323 Mpa	13,1GPa	38Mpa	21,5MPa
Dentina		14,7GPa		

GIOMERS:

- Os giómeros são um tipo relativamente novo de material de restauração. O nome "giómero" é um híbrido das palavras "ionómero de vidro" e "compósito", o que descreve muito bem o que se pretende que seja um giómero.
- Embora os materiais de restauração de ionómero de vidro, como o Ketac-Fil (3M ESPE) e o Fuji Type II (GC America), tenham algumas propriedades muito importantes, como a libertação de flúor. Recarregabilidade do flúor e ligação química à estrutura dentária. Também têm defeitos bem conhecidos. A sua estética, por exemplo, não é a ideal e torna-os uma má segunda escolha em relação aos compósitos de resina para restaurar áreas esteticamente exigentes. Além disso, são sensíveis à contaminação por humidade e à dessecação, o que pode colocar desafios ao clínico durante a sua colocação.
- Na década de 1990, os fabricantes melhoraram estas deficiências adicionando resinas aos ionómeros de vidro para produzir ionómeros de vidro modificados com resina. Estes produtos (por exemplo, Fuji ii LC, GC America: Vitremer, 3M ESPE: Photac-Fil Quick. 3M ESPE) têm caraterísticas estéticas e de manuseamento muito melhores do que os ionómeros de vidro. É importante salientar que também retêm muitas das propriedades benéficas do ionómero de

vidro, tais como a libertação de flúor a longo prazo e a capacidade de recarregar o lóbulo com flúor aplicado topicamente.

- No entanto, tendem a descolorir com o tempo. Numa outra tentativa de "aparafusar" os materiais de restauração de ionómero de vidro, foram também desenvolvidos compômeros. Infelizmente, algumas das afirmações do fabricante não foram confirmadas pela investigação publicada. Apesar de se comportarem melhor do que os GICs, libertavam muito menos flúor e não podiam ser recarregados.
- Na procura contínua de melhores restaurações do tipo ionómero de vidro, os fabricantes desenvolveram e introduziram uma nova classe de materiais denominados "giómeros".
- Segundo a Shofu, o Beautiful está indicado para restaurar lesões de Classe I a V, bem como para tratar lesões de erosão cervical e cáries radiculares. Está disponível em 13 tonalidades e é fornecido em seringas.
- Por exemplo: Rcactmer, Beautitil II
- BEAUTIFIL é um material de restauração estética direta com libertação de flúor, desenvolvido com base no conceito Giomer, utilizando a tecnologia S-PRG (Ionómero de Vidro Pré-Reagido de Superfície) com especial atenção à estética, polimento e caraterísticas de manuseamento melhoradas.
- O Beautifil II é um material de restauração estética de fácil utilização que oferece uma correspondência de cor superior e excelentes propriedades físicas, juntamente com um efeito anti-placa, libertação de flúor e recarga, que é ideal para restaurar dentes anteriores e posteriores selectivos.

O CONCEITO GIOMER

- O conceito Giomer, baseado na tecnologia PRG com uma fase estável de Ionómero de Vidro, foi desenvolvido como uma verdadeira hibridação entre o Ionómero de Vidro e o material de Resina Composta para fornecer ao clínico uma gama de restaurações e adesivos que libertam e recarregam o flúor como um Ionómero de Vidro, mantendo as propriedades físicas, a estética e as caraterísticas de manuseamento de uma Resina Composta.
- Entre os produtos GIOMER. O "BEAUTIFIL", um material de restauração estética direta para dentes anteriores e posteriores, e o "FL-BOND", um sistema de colagem em duas fases, constituído por um Primer autocondicionante e um agente de colagem libertador de flúor, foram clinicamente comprovados e amplamente investigados em todo o mundo.[26]

Composição do BEAUTIFIL II

- Matriz - 16,7wt% de resina (Bis-GMA & TEGDMA)
- Estrutura de enchimento - Enchimento de vidro de fluoroboroaluminossilicato pré-reactado de superfície
- Nano enchimento, enchimento de vidro multi-fluoroboroaluminossilicato
- Carga de enchimento - 68,6 vol% e 83,3wt%
- Gama de tamanhos de partículas - 0,01 - 4цт
- Tamanho médio das partículas - 0,8цт

CONCEITO DE GIOMER

Com base na tecnologia PRG, é formada uma fase estável de ionómero de vidro para incorporar benefícios adicionais, tais como a libertação de flúor e a recarga do material de restauração, sem causar a degradação do material

Propriedades da tecnologia S-PRG

- Manutenção da propriedade do vidro multifunções
- Nível elevado ou opacidade rádio

- Propriedades do ionómero de vidro - libertação e recarga de fluoreto e biocompatibilidade
- Estabilidade clínica a longo prazo
- Conformidade da cor - Estética próxima do dente natural
- Resistência ao desgaste
- Efeito anti-black

Libertação e recarga significativas de fluoreto

O S-PRG Filler (Surface Pre-Reacted Glass lonomer) no BEAUTIFIL II contém uma fase estável de ionómero de vidro com a capacidade de libertar e recarregar o flúor em resposta à concentração de flúor na boca, mantendo a resistência e estabilidade de uma resina composta.

Indicações

Especialmente criado para restaurações diretas que requerem uma biocompatibilidade estética óptima.

- Modificações dentárias cosméticas diretas
- Restauração de cavidades de classe III, IV e V
- Restauração de erosão cervical e cáries radiculares
- Restauração de cavidades de Classe I e Classe II selectiva
- Reparação de bordos incisais fracturados
- Folheados laminados e construção de núcleos

Caraterísticas especiais

a) Libertação e recarga de fluoretos semelhantes aos ionómeros de vidro
b) Efeito anti-brilho único
c) Estética previsível
d) Excelente estabilidade da sombra
e) Notável resistência ao desgaste
f) Radiopacidade para um diagnóstico preciso
g) Durável e fiável em condições intra-orais difíceis
h) Manuseamento melhorado com uma natureza tixotrópica ideal
i) Sistema de seringa ONE TOUCH CAP fácil de utilizar
j) Capacidade de polimento melhorada com um brilho de superfície excecional
k) Biocompatível

Disponibilidade de sombra

- BEAUTIFIL II está disponível em 12 tonalidades
- Al. Al A3. A3.5, A4. B 1. B2. C2. Inc. BW A20, A30 (Dentina Opaca tons)
- A guia de cor é fabricada com material BEAUTIFIL II real e concebida exclusivamente para simular a espessura dos dentes naturais, de modo a garantir uma correspondência de cor precisa.

Modo de utilização

1. Depois de limpar a superfície do dente, faça a cor utilizando o BEAUTIFIL II Shade Guide enquanto o dente ainda está húmido.
2. Preparar a cavidade segundo um método convencional com margens biseladas. Se houver exposição da polpa ou uma cavidade profunda, recomenda-se a utilização de hidróxido de cálcio.
3. Aplicar o agente de ligação de acordo com as instruções do fabricante. Recomenda-se vivamente um agente de ligação que liberte flúor, como o FL-BOND II.

4. Dispensar a quantidade necessária de material da seringa. Após a distribuição, fechar imediatamente a tampa da seringa; rodar o punho 360 graus no sentido contrário ao dos ponteiros do relógio para libertar a pressão no interior da seringa.
5. Após o contorno, fotopolimerizar durante 20 segundos (lâmpada de halogéneo) ou 10 segundos (luz LED de alta potência). Se as cavidades excederem 2,0 mm de profundidade, recomenda-se a colocação de incrementos não superiores a 2,0 mm O tempo de polimerização pode variar consoante a tonalidade e a profundidade da cavidade.
6. Remover o excesso de material com "Dura White Stones" ou "T&F Hybrid Points". O polimento brilhante pode ser obtido utilizando o sistema Super-Snap ou One Gloss com "Compo Master"

ZIRCONOMER

- Zirconomer define uma nova classe de restaurações que promete a resistência e durabilidade da amálgama com os benefícios de proteção do ionómero de vidro, eliminando completamente o perigo do mercúrio.
- Esta restauração de alta resistência foi especialmente reforçada com cargas de cerâmica e zircónia que conferem propriedades mecânicas notáveis. A combinação de excelente resistência, durabilidade e proteção sustentada contra o flúor torna-a ideal para restaurações permanentes em pacientes com elevada incidência de cáries, bem como em casos em que são essenciais núcleos e bases estruturais fortes.

UTILIZAÇÕES

- Restaurações definitivas de classe I e II
- Base estrutural no restauro em sanduíche
- Formação de núcleo
- Restauração pediátrica e geriátrica
- Substituição temporária a longo prazo de cúspides fracturadas
- Restauração de amálgama fracturada
- ART, bem como a restauração das superfícies radiculares onde assentam as sobredentaduras.

Caraterísticas

- libertação elevada e sustentada de flúor para benefícios anti-cariogénicos, especialmente em casos com risco de cárie.
- Embalável e condensável como a amálgama, sem o perigo do mercúrio ou o risco de corrosão, expansão e condutividade térmica.
- O elevado módulo de flexão e a resistência à compressão asseguram a longevidade em zonas de tensão.
- Adere quimicamente ao esmalte/dentina com um coeficiente de expansão térmica semelhante à estrutura do dente para uma maior integridade marginal.
- Caraterísticas de fácil mistura e manuseamento com tempo de trabalho e tempo de presa curtos.
- Excelente resistência à abrasão e à erosão.[27]

Composição

Líquido -

- Ácido poliacrílico 20- 50%
- Água desionizada
- Outros

Pó-

- Pó de vidro
- Óxido de zircónio
- L (+) Ácido tartárico 1 - 10%
- Outros

VIDRO BIOACTIVO

- Hench (1973) desenvolveu a ideia dos vidros bioactivos. Estudos demonstraram que a dissolução do vidro por ácido estimula a formação de uma camada rica em fosfato de cálcio em torno do vidro, que pode ligar-se com ligações bioactivas íntimas às células ósseas e, por conseguinte, o material fica totalmente integrado no osso.
- Estes vidros bioactivos desenvolvem camadas ricas em fosfato de cálcio na presença de saliva saturada de cálcio e fosfato.
- Trata-se de um excelente material para utilização em cirurgias maxilofaciais e craniofaciais, uma vez que tem um desempenho melhor do que a hidroxiapatite. Está a ser utilizado experimentalmente como cimento ósseo e também para obturações retrógradas de raízes ou reparação de perfurações em canais radiculares.

Utilizações:

- Aumento dos rebordos alveolares em arcadas edêntulas
- Cimentação de implantes feitos à medida no local.
- Correção de bolsas infra-ósseas em periodontologia
- Pode ajudar na formulação de bio-cerâmica de vidro com resistência superior para o fabrico de coroas.

Os vidros bioactivos podem ter uma série de outras vantagens;

- Os vidros bioactivos "crescem" camadas ricas em fosfato de cálcio na presença de saliva saturada de cálcio e fosfato. Estas reparam as falhas da superfície, que se pensa serem responsáveis pela baixa resistência da cerâmica.
- Podem ser formulados vidros bioactivos que são muito menos abrasivos do que a porcelana feldspática e, por conseguinte, menos agressivos para o esmalte dos dentes opostos. O traumatismo do esmalte oposto é uma das contra-indicações mais importantes para a utilização da porcelana, especialmente nos bruxistas e nos casos em que estão envolvidas grandes áreas de porcelana.[28,29]

GIC MODIFICADO COM AMINOÁCIDOS

- O objetivo desta modificação é melhorar a resistência do ionómero de vidro, de modo a torná-lo adequado para restaurar locais de elevada tensão, tais como cavidades de classe I e classe II.
- O método de reforço do ponto de vista do polímero consiste em introduzir estruturas poliméricas resistentes para aumentar a resistência mecânica e aumentar a resistência através da melhoria das propriedades de trabalho.
- Foram utilizados copolímeros de ácido acrílico modificados com aminoácidos N-acriloil ou N-metacriloil. Estes têm uma cadeia lateral flexível a várias distâncias da espinha dorsal do polímero principal, permitindo uma maior liberdade e uma menor interação estérica. Isto facilita a formação de pontes salinas Ca/A1 adicionais.
- São exemplos de aminoácidos utilizados nos cimentos de ionómero de vidro:

1. Ácido N-acriloil - glutâmico (AGA)
2. Ácido N - acriloil - 6 amincopriórico (AACA)
3. N - Ácido metacriloilglutâmico (MGA)

Composição da formulação de cura por luz visível:

- 2,5g% de copolímero GA/MGA enxertado com 2 - isocianato etilmetcilato (IEM)
- 1,05g% de HEMA
- 1,7g% de H2O
- 0,02g% de Campheroguinon

A utilização de derivados de aminoácidos na síntese de cimentos dentários modificados por resina oferece várias vantagens, tais como -

1) Para permitir uma maior adesão do material à estrutura dentária devido à amida livre e a outros resíduos de grupos mais ácidos,

2) Manter uma excelente biocompatibilidade porque muitos dos aminoácidos que podem ser utilizados são essenciais, ou seja, fazem parte do corpo humano.

HAINOMER

Trata-se de um novo material bioativo desenvolvido através da incorporação de hidroxiapatite no pó de ionómero de vidro. Estão a ser utilizados principalmente como cimentos ósseos em cirurgia oral e maxilofacial e podem vir a ser utilizados como material de enchimento retrógrado. Os materiais bioactivos são utilizados diretamente no osso e afectam o seu crescimento e desenvolvimento. [30]

GIC IMPREGNADO DE CLOREXIDINA

- A clorexidina é habitualmente utilizada a 0,12% ou 0,5% p/v para colutórios ou irritantes orais. Um anti-sético catiónico, pertencente ao grupo químico das bisbiguanidas, é constituído por 1,6-bis-p-clorofenil-biguanidohexano.

Tem um largo espetro de ação bactericida contra organismos Gram-positivos e Gram-negativos, sendo também fungicida.

- Recentemente, um estudo in vitro mostrou um ligeiro efeito inibidor da cárie de um GIC contendo clorexidina sem comprometer as suas caraterísticas físicas. (Takahashi et. Al. 2006)
- De acordo com Frencken, o CIV contendo clorexidina inibiu mais o crescimento de microrganismos deixados na dentina infetada sob restauração do que um CIV convencional.

GIC COM PROLINA

- Um GIC contendo aminoácidos apresentou melhores propriedades de dureza superficial do que o GIC comercial fuji ix.
- Esta formulação de ionómero de vidro de presa rápida mostrou um aumento da sorção de água sem afetar negativamente a quantidade de libertação de fluoreto.
- Tendo em conta a sua biocompatibilidade, este material é promissor não só como material de restauração dentária, mas também como cimento ósseo com baixa citotoxicidade.[31]

NANO BIO CERÂMICA MODIFICADA GIC

- Actabiometerialia
- Partículas de nano hidroxiapatite / fluroapatite adicionadas ao fuji II GC

ALUMINATO DE CÁLCIO GIC

- Um produto híbrido com uma composição entre o aluminato de cálcio e o GIC concebido para cimentar próteses fixas.
- O componente aluminato de cálcio é fabricado por sinterização de uma mistura de al2o3e cao de elevada pureza (aproximadamente 1: 1 razão molar) para criar aluminato monocálcico.
- Os principais ingredientes do pó deste cimento híbrido são o aluminato de cálcio, o ácido poliacrílico, o ácido tartárico, o fluoro-alumino-vidro de estrôncio e o fluoreto. O componente líquido contém 99,6% e 0,4% de aditivos para controlar a presa.
- O aluminato de cálcio contribui para um pH básico durante a cura, para a redução das

microfugas, para uma excelente biocompatibilidade e para a estabilidade e resistência a longo prazo.

GIC MODIFICADO COM QUITOSANO

- As restaurações de ionómero de vidro (RIV), frequentemente compostas por aluminossilicato de cálcio, fluoreto e poli (ácido acrílico), são materiais interessantes devido à sua boa adesão aos tecidos calcificados, à sua capacidade de libertar fluoreto e ao seu custo relativamente baixo. No entanto, são materiais frágeis com um desempenho mecânico relativamente fraco.
- O quitosano, um biopoliaminossacárido linear natural, é obtido por desacetilação alcalina da quitina, que é o segundo polissacárido mais abundante a seguir à celulose. A quitina é o principal componente das cutículas protectoras dos crustáceos, como caranguejos, camarões, lagostas e paredes celulares de alguns fungos, como o Aspergillus e o Mucor. A quitina é um homopolímero retilíneo composto por unidades de N-acetilglucosamina ligadas a (1,4), enquanto o quitosano é composto por copolímeros de glucosamina e N-acetilglucosamina. O quitosano tem pelo menos um amino primário e dois grupos hidroxilo livres por cada unidade de construção C6. O quitosano é uma base fraca e é insolúvel em água e em solventes orgânicos; no entanto, é solúvel numa solução aquosa ácida diluída (pH < 6,5), que pode converter as unidades de glucosamina numa forma solúvel, R-NH3 +.
- O quitosano apresenta propriedades como a biocompatibilidade e a biodegradabilidade, a adesão muco, que podem ser vantajosas para aplicações biomédicas. Além disso, o quitosano pode ser utilizado em formulações de tintas para atuar como agente antimicrobiano e estabilizador coloidal.
- A adição de 0,0044wt% de CH a um GIR comercial melhorou o desempenho mecânico e catalisou a libertação de iões fluoreto. De um ponto de vista prático, este estudo mostra que o CH, um aditivo biocompatível e de baixo custo, pode ser facilmente inserido nas formulações tradicionais, provocando efeitos sinérgicos.[32]

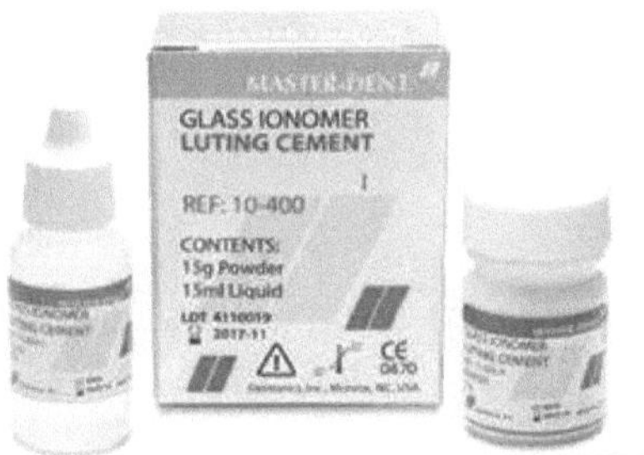

Figura. 1. Cimento de ionómero de vidro

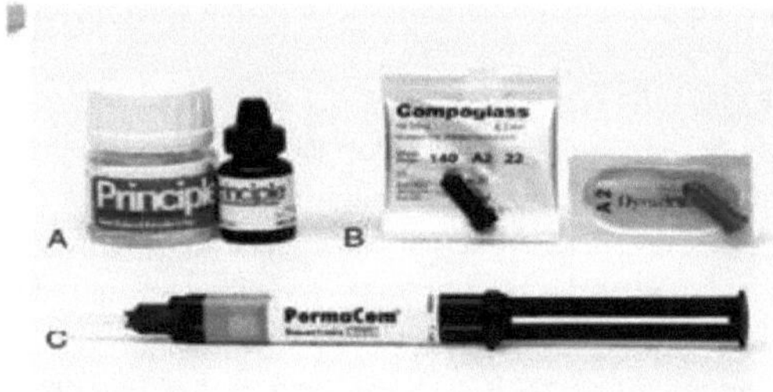
A
B
C
Principle
Compoglass
PermaCem

Figura. 3. Ormocerontes

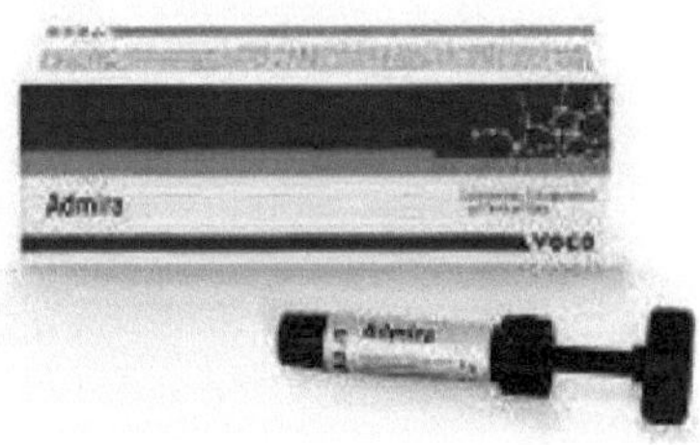

Figura. 2. Compómeros

RESINA COMPOSTA:

Em termos básicos, os compósitos inteligentes envolvem a incorporação de partículas de sensores de tamanho micro num produto compósito durante o seu processo normal de fabrico. Os sensores incorporados ou "tags" interagem com as estruturas hospedeiras e geram iões quantificáveis. A estrutura pode ser analisada quanto a dados operacionais, tais como medições de tensão sustentada (para detetar tendências de fluência), humidade e vazios ou fissuras não detectados anteriormente.

CAPÍTULO 3

COMPOSTO

Estes compósitos foram desenvolvidos e concebidos inicialmente para fins de engenharia, especialmente a engenharia aeroespacial. Os "compósitos inteligentes" exploram o facto de as fibras de carbono serem muito mais condutoras de eletricidade do que a matriz polimérica em que são colocadas. Quando é aplicada uma tensão de tração a um componente compósito, como uma asa de avião ou o casco de um navio, as fibras de carbono do compósito, como as asas de um avião ou o casco de um navio, endireitam-se reversivelmente, fazendo com que a resistividade eléctrica ao longo das fibras diminua reversivelmente. Esta diminuição é fácil e continuamente detetável por pequenas sondas eléctricas colocadas em ou perto de áreas de tensão. Quando danificadas, algumas fibras quebram, fazendo com que a resistividade eléctrica aumente irreversivelmente

O aspeto mais crítico dos compósitos inteligentes é o facto de serem capazes de detetar em tempo real tanto os danos como a deformação reversível, que é particularmente difícil de monitorizar. Ao detetar ambos os fenómenos, os compósitos permitem o controlo da deformação, o registo dos históricos de deformação e de danos e a previsão do tempo de vida, tudo em tempo real.

A introdução da tecnologia de resinas compostas na medicina dentária de restauração foi uma das contribuições mais significativas para a medicina dentária no século passado. Desde a sua introdução comercial em meados da década de 1960 como alternativa aos cimentos de silicato e às resinas de metacrilato de metilo não preenchidas em aplicações anteriores, os materiais compósitos dentários estéticos têm vindo a melhorar constantemente.

"Um compósito refere-se a uma mistura na ciência dos materiais, um compósito é uma mistura produzida a partir de pelo menos duas das diferentes classes de materiais, ou seja, metais, cerâmicas e polímeros. Os compósitos dentários são materiais de obturação complexos, da cor do dente, compostos por polímeros sintéticos, partículas de cerâmica de reforço, moléculas que promovem ou modificam a reação de polimerização que produz a matriz polimérica reticulada a partir dos monómeros de resina de dimetacrilato e agentes de acoplamento de silicone que unem as partículas de reforço à matriz polimérica. Cada componente do compósito é fundamental para o sucesso da restauração dentária final. [33]

Os compósitos dentários têm sido considerados materiais de restauro aceitáveis para aplicações anteriores durante muitos anos. A sua capacidade de combinação com o dente e a ausência de mercúrio metálico fizeram com que fossem promovidos como adjuvantes ou substitutos da amálgama dentária na restauração da dentição posterior. Embora não sejam universalmente aceites pela profissão, a contínua "afinação" das formulações de compósitos pelos fabricantes de produtos dentários produziu materiais aceitáveis para uma utilização mais alargada na dentição posterior. Estas alterações envolveram principalmente a utilização de filtros de vidro radiopacos que podem ser triturados ou formados em partículas muito finas, melhorando assim a capacidade de polimento e a resistência à abrasão intra-oral do compósito resultante. Os resultados favoráveis de ensaios clínicos a longo prazo demonstram que, quando colocados corretamente, os compósitos podem produzir restaurações posteriores estéticas com excelente longevidade.

Embora uma das preocupações se relacione com o que é visto como uma durabilidade limitada quando os materiais são colocados em contrato oclusal, os problemas mais significativos relacionam-se com a contração excessiva que acompanha a polimerização intra-oral do compósito. É provável que o desenvolvimento de um novo polímero de matriz que sofra uma contração de cura nula ou insignificante seja um passo importante para resolver a maioria das dificuldades envolvidas na utilização do compósito dentário.[34]

Definições

"Um Material constituído por um monómero polimerizável com um material de enchimento adequado e uma interface"

"BRADEN (1978) "Um material reforçado com uma fase contínua (dispersão) e uma "fase interrompida"

BOWEN (1979) "Um material de enchimento no qual existe uma ligação interatómica ou molecular entre as partículas de enchimento e a matriz"

DOGON (1982)

Um material compósito foi definido como uma "combinação tridimensional de pelo menos dois materiais quimicamente diferentes com uma interface distinta que separa os componentes.

(LUTZ E PHILLIPS 1983)

Os materiais compósitos são aqueles que consistem em dois ou mais componentes fundamentalmente diferentes que são capazes de atuar sinergicamente para dar propriedades superiores às proporcionadas por qualquer um dos componentes isoladamente. É habitual, embora não obrigatório, que os componentes sejam estruturas bastante diferentes e de tipo distinto e silencioso.

(WILLAMS ETAL 1990)

Desde a sua introdução no início dos anos 70, o desenvolvimento de materiais compósitos tem-se centrado em duas áreas principais: teor de carga e modo de polimerização. As cargas de vários tipos e tamanhos têm sido utilizadas para fornecer uma vasta gama de produtos no que respeita à facilidade de polimento e à resistência. As cargas também reduzem o volume de matriz polimerizável necessário, diminuindo assim a contração da polimerização. Os primeiros materiais incorporavam grandes partículas de quartzo moído, o que resultava em superfícies ásperas e difíceis de polir. A modificação dos materiais de enchimento para partículas extremamente pequenas foi iniciada na Europa. Os materiais resultantes, referidos como microenchimentos, consistem tipicamente em partículas de sílica mais pequenas do que o comprimento de onda da luz (aproximadamente 0,02Um) através de uma técnica de deposição de vapor. Esta literatura compilada apresenta uma compreensão básica do compósito como um material dentário

REFINAMENTOS COMPOSTOS

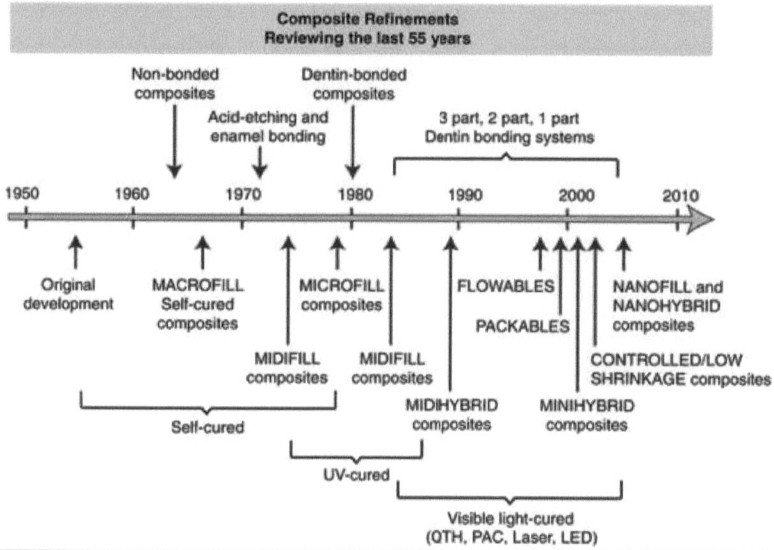

(QTH, PAC, Laser, LED)

Material de restauração, incluindo a sua composição, classificação, diferentes tipos de materiais compósitos utilizados em medicina dentária e os seus avanços nos últimos anos.

CLASSIFICAÇÃO

Segundo Sturdevant: -

Os compósitos são classificados em função dos componentes, da quantidade ou das propriedades das suas fases de carga ou de matriz. [36]

Sobre a base da composição de matrizes

> Bis-GMA

> UDMA

Com base no método de polimerização

> Sistemas de autopolimerização/polimerização química ou de 2 componentes: Foram utilizados aceleradores de aminas para aumentar as taxas de polimerização (no entanto, contribuíram para a descoloração após 3-5 anos de serviço intra-oral)

> Cura por luz ultravioleta: Utilizada para a polimerização inicial (as unidades de cura necessárias eram de fiabilidade limitada e apresentavam alguns problemas de segurança)

> Cura por luz visível: mais popular atualmente, mas o seu sucesso depende do acesso de luz de alta intensidade para curar o material da matriz. Se a espessura do compósito exceder 1,5 a 2 mm, então a intensidade da luz pode ser inadequada para produzir uma polimerização completa. em tons mais escuros, as partículas de carga e os agentes corantes tendem a dispersar ou absorver a luz de polimerização. o acesso às áreas interproximais é limitado e requer abordagens especiais para garantir uma energia de polimerização adequada.

> Cura dupla: Combinação de autopolimerização e fotopolimerização. A taxa de autopolimerização é lenta e foi concebida para curar apenas as partes que não estão adequadamente polimerizadas pela luz.

> Cura faseada: Muitas vezes, o acabamento de compósitos é complicado pelos materiais relativamente duros totalmente curados. Filtrando a luz da unidade de cura durante uma cura inicial, é possível produzir um material macio, parcialmente curado, que pode ser facilmente

acabado. Posteriormente, o filtro é removido e a cura do compósito dentário é concluída com luz visível de espetro total.

Com base na gama de tamanhos de partículas de enchimento:

> Megafill: - Contém megafillers - Partículas individuais de enchimento muito grandes.

> Macrofill: - Contém Macrofillers (10-10^m)

> Midifill: - Contém Midifilers (1-10^m)

> Minifil: - Contém minifiltros (0,1-1^m)

> Microfill: - Contém microenchimentos (0,01-0,1^m)

> Nano fill: - Contém nano fillers (0,005-0,01 ^m)

Os compósitos com gamas mistas de tamanhos de partículas são designados por híbridos e os maiores.

O intervalo de tamanho das partículas é utilizado para definir o tipo de híbrido (por exemplo, o híbrido Minifill contém minifillers e micro fillers)

Lutz e Philips (1983)

A base do sistema de Lutz e Philips 1983 assenta em três tipos de cargas organizadas em quatro classes principais. Os três tipos de partículas de enchimento são

1. Preenchimentos macro tradicionais.
2. Micro cargas (sílica pirogénica)
3. Complexos à base de micro cargas com três subgrupos

a) Complexos micropreenchidos pré-polimerizados fragmentados (SSP)

b) Complexos esféricos microenchidos à base de polímeros (SphPB)

c) Os complexos de microenchimento aglomerado (AMC)

As quatro classes de resinas compostas baseadas nestes tipos de cargas são:

> Resinas compostas tradicionais

> Resinas compostas híbridas

> Resinas compostas micropreenchidas homogéneas

> A Heterogeneous Microfilled Composite demite-se.

O grupo Heterogéneo foi ainda subdividido em três grupos

a) Partículas pré-polimerizadas fragmentadas

b) Partículas esféricas pré-polimerizadas

c) Complexos de microenchimentos aglomerados

Tipo 1: RESINA COMPOSTA DE MACROFILLER

Denominado compósito convencional ou tradicional

a) Contém apenas partículas de macroenchimento.

b) Devido ao tamanho das partículas, apresentam um desgaste inaceitável, tanto do próprio dente como do dente oposto.

Tipo 2: RESINA COMPOSTA DE MICROFILLER:

a) As cargas são partículas de sílica amorfa com um diâmetro médio de 0,04 ^m. Foram desenvolvidos quatro grupos de partículas diferentes para maximizar a carga do material de enchimento, mantendo um manuseamento clínico aceitável.

> Homogéneo: Consiste em micropartículas de enchimento diretamente misturadas.

> Partículas pré-polimerizadas fragmentadas: A resina micropreenchida com uma carga de enchimento óptima é polimerizada e, em seguida, triturada para formar blocos de enchimento com um tamanho de até |im. Estes blocos de enchimento ou partículas pré-polimerizadas são então incorporados em resina fresca contendo micropartículas de enchimento adicionais prontas para a cura após a colocação numa cavidade. Os resultados desta técnica são a

melhoria da carga de enchimento e a redução da contração da polimerização.

> Partículas esféricas pré-polimerizadas: As partículas de tamanho selecionado permitem um empacotamento ótimo.

> Complexos de micro cargas aglomeradas: As partículas de SiO2 são sinterizadas até obterem uma massa porosa e depois moídas até formarem partículas grosseiras de Sio2 aglomerado com um tamanho até 25 ^m. Estas são incorporadas com partículas adicionais de microenchimento na resina não curada

Tipo 3: RESINA COMPOSTA HÍBRIDA

a) Muitas vezes conhecidos como compósitos de partículas pequenas.

b) Contém uma combinação de partículas de macroenchimento com uma proporção de partículas de microenchimento.

c) Provavelmente as resinas compostas mais utilizadas

d) A principal variação está na proposta e na distribuição das várias partículas de diferentes tamanhos, porque estas controlam a capacidade de preencher a resina e aumentar a percentagem de carga.

Uma classificação moderna dada por willems G. Lambrechts P e Braem J.P. (1992) de acordo com as caraterísticas morfológicas e mecânicas foi dada. A classificação foi efectuada de acordo com o tamanho médio das partículas e a distribuição do tamanho do material de enchimento. O teor de carga, o módulo de Young, a rugosidade da superfície, a dureza da superfície, a resistência à compressão e o aspeto do SEM.

Willems G. Lambrechts P e Braem JP (1992)

1. Densificado

Os compósitos densificados incluem os materiais macropreenchidos e os materiais híbridos e são caracterizados pela presença de uma carga inorgânica específica (a sílica amorfa também pode estar presente). Estes são ainda subdivididos de acordo com a carga de enchimento: - a) Meio preenchido (<60% vol. de carga)

b) Enchimento compacto (<60% vol. Enchimento)

Dependendo do tamanho médio das partículas, estas são ainda classificadas em:

a) Micro Fine :(Tamanho médio >3ц)

b) Ultrafina: (Tamanho médio >3ц)

2. Microenchido

Tal como na classificação tradicional, os materiais com microenchimento são aqueles que não contêm partículas de enchimento inorgânico - sendo os materiais inorgânicos a sílica amorfa. Dependendo da presença ou não de partículas de enchimento de polímero polimerizado com minério, existe uma outra subclassificação.

A. Homogéneo

B. Heterogéneo

a. Com cargas pré-polimerizadas fragmentadas

b. com cargas pré-polimerizadas aglomeradas

c. Com aglomerados sinterizados

d. com cargas esféricas pré-polimerizadas.

- Compósitos diversos
- Compósitos tradicionais
- Compósitos reforçados com fibras.

Um sistema de classificação mais simples foi descrito por Bayne et al. (1994). Neste sistema, os compostos são descritos pelo tamanho dos seus maiores perfilhos

Stephen C. Bayne (1994)

- Macro cargas -- 10 a 100 microns
- Enchimentos Midi -- 1 a 10 microns
- Mini enchedores -- 0,1 a 1 mícron
- Micro cargas -- 0,01 a 0,1 mícron
- Nano cargas -- 0,005 a 0,01 mícron

Resinas compostas tradicionais:

As resinas compostas tradicionais são descritas como contendo partículas de macroenchimento tradicionais (Lutz e Philips, 1983; Roulet, 1987: Hosada et at 1990) ou convencionais (Brown 1962, Leinfelder, 1989) de materiais inorgânicos como quartzo, vidro, borosilicato ou cerâmica. Este processo faz com que a partícula assuma uma forma de lasca ou irregular, produzindo tamanhos que variam de 0,1 a 100pm (Lutz e Philips 1983). O limite inferior de tamanho (5-30 |im) é o resultado direto do processo de fabrico. Atualmente, a moagem não pode produzir partículas mais pequenas do que 0,1 ^m (Luz & Philips, 1983). As cargas inorgânicas maiores que 100 |im são altamente visíveis no compósito. Nos últimos anos, partículas de macrofiller ainda mais pequenas, mais macias e mais arredondadas (1-5 |im) foram incorporadas no compósito tradicional (Lutz & Philips 1983). Curiosamente, o tamanho das partículas para o grupo de resinas compostas também foi relatado como 20-50 |im (Leinfelder, 1989), e 30-59 |im (Leinfelder, 1991), bem como 5-40 |im. Foi também sugerido que esta classe de compósitos fosse dividida em grupos com um tamanho médio de partículas superior a 10 |im, e inferior a 5 |im (Roulet, 1987).

Resinas compostas intermédias

As resinas compostas intermédias (Leinfelder, 1989:1991) têm partículas de carga que variam em tamanho de 1-5 |im. A distribuição do tamanho permite uma carga máxima de carga, em comparação com os compósitos micropreenchidos, que geralmente são consideravelmente menos preenchidos. Não se sabe ao certo, mas talvez as resinas compostas classificadas como intermédias possam também ser designadas por compósitos tradicionais com as partículas de carga mais pequenas por um dos outros sistemas. Os compósitos midfill podem também ser considerados dentro desta classe, mas não se pode ter a certeza. Os enchimentos intermédios (Marshall et al, 1988) têm um tamanho médio de partícula de 4 |im com uma gama de 1-10 |im. No entanto, também se enquadrariam na distribuição de tamanho médio e gama dos compósitos tradicionais.

Resinas compostas de partículas finas

As resinas compostas de partículas finas contêm cargas com uma média de 0,5-1,0 цт (Leinfelder, 1989, 1991). Os compósitos minifill (Marshall et at 1988) também podem ser agrupados com os compósitos de partículas finas.

Resinas compostas híbridas

Uma resina composta classificada como híbrida ou de mistura (Leinfelder, 1989) contém partículas de sílica coloidal para além das partículas de carga maiores. As partículas de sílica coloidal são produzidas pela queima de tetracloreto de silício numa mistura de hidrogénio e oxigénio gasoso, o que produz dióxido de silício coloidal, também designado por partículas pirogénicas. Estas partículas também podem ser produzidas permitindo que partículas coloidais de silicato de sódio reajam com ácido clorídrico para formar dióxido de silício e cloreto de sódio. Com estas técnicas, podem ser produzidas partículas de enchimento com apenas algumas centenas de nanómetros de diâmetro (Soderholm. 1985). Infelizmente, não existe um consenso geral quanto à quantidade de partículas de carga de sílica coloidal que deve estar presente para classificar um compósito como híbrido. Foi sugerido que a carga submicrónica deve constituir pelo menos 20-25% em peso do conteúdo real de carga (Leinfelder, 1989). Os híbridos mais recentes contêm partículas com um tamanho médio de 0,8 - 1,0 µm (Roulet, 1987). Curiosamente, quase todas as resinas compostas no mercado contêm partículas de tamanho submicrónico. Mesmo as resinas compostas que são classificadas como convencionais ou intermédias contêm várias percentagens (Leinfelder, 1989).

Resinas compostas microfill

As partículas de microfiller são esferas de vidro radiolúcidas finamente dispersas, criadas quimicamente por hidrólise e precipitação. Originalmente, o tamanho médio destas partículas de enchimento era de 0,04 |im (Brown, 1962) ou 0,05 |im (Lutz & Philips, 1983: Leinfelder, 1989), e ainda mais recentemente 0,04-0,06 |im (Leinfelder, 1991), dependendo da publicação. A tendência recente tem sido a utilização de partículas maiores na gama de 0,05 - ,1 |im (Lutz & Philips, 1983). As resinas compostas micropreenchidas contêm sílica pirogénica ou coloidal e o tamanho das partículas varia entre 0,001 e 0,1^m. A dispersão é coloidal, portanto, qualquer partícula mais pequena do que 0,1 gm é dispersada coloidalmente (Lutz & Philips, 1983). Devido ao facto de as partículas serem extremamente pequenas, a carga de enchimento para esta classe de compósitos é inferior à das resinas compostas convencionais ou intermédias. Por exemplo, a carga de enchimento para os compósitos intermédios pode exceder 85% em peso, enquanto que a carga é geralmente de 50-65% para as resinas compostas com microenchimento.

Resinas compostas micropreenchidas homogéneas

As resinas compostas desta classe são combinações de uma matriz orgânica e partículas de microenchimento diretamente misturadas. Foi sugerido que a homegeneidade e o tamanho extremamente pequeno das partículas proporcionam propriedades de desgaste superiores. Contudo, a carga inorgânica com partículas tão pequenas (0,04-0,2 |im) é ainda limitada devido à sua grande área de superfície (Lutz & Philips, 1983: Roulet, 1987).

Resinas compostas heterogéneas micropreenchidas

As resinas compostas micropreenchidas heterogéneas (Lutz & Philips, 1983) ou não homogéneas (Roulet 1987) são combinações de uma matriz orgânica, partículas micropreenchidas diretamente misturadas e complexos à base de micropreenchimento. As resinas compostas com microenchimento heterogéneo são subdivididas em três grupos para atingir a carga inorgânica máxima com partículas de microenchimento. Os três tipos diferentes são

a. Complexos micropreenchidos pré-polimerizados fragmentados;
b. Complexos esféricos micropreenchidos à base de polímeros, e
c. Complexo de aglomerados micropreenchidos. (Lutz e Philips, 1983).

Complexos micropreenchidos pré-polimerizados fragmentados (SSP)

Estas resinas compostas consistem em partículas fresadas pré-polimerizadas incorporadas na resina composta através de um processo específico. As partículas de carga são inicialmente sílica pirogénica combinada com uma matriz de resina. A mistura é curada pelo calor e, em seguida, moída em partículas de grandes dimensões, variando de 1-200 |im (Lutz & Philips, 1983; Roulet, 1987). Uma vez que estas partículas contêm Si02 inorgânico, são de facto 'enchimentos preenchidos', daí o termo 'complexos microenchidos pré-polimerizados fragmentados'.

Complexo esférico micropreenchido à base de polímero (SphPB)

Estas resinas compostas (SphPBs) são fabricadas através da incorporação de partículas de carga de sílica pirogénica numa mistura de diacrilato-PMMA. Na sequência da polimerização em suspensão (parcialmente curada), obtêm-se esferas com um diâmetro médio de 20-30 mm (Lutz e Philips, 1983: Roulet 1987). As esferas são densamente compactadas nas resinas compostas através de técnicas sofisticadas de distribuição e fabrico de tamanhos.

Complexos de microenchimentos aglomerados (AMC)

Os complexos de micro cargas aglomeradas consistem em partículas de carga artificialmente aglomeradas (reunidas em forma de aglomerado) que têm um tamanho de 1-100 manómetros e são obtidas por hidrólise ou técnicas de precipitação ou por qualquer outro procedimento especial (Lutz e Philips, 1983). Este processo inclui sempre um tratamento térmico a 600oC, que aglomera as partículas primárias de carga em partículas secundárias puramente inorgânicas com um tamanho de partícula de 0,6 - 50 |im (Roulet, 1987).

SEGUNDO MARZOUK

Em função do seu desenvolvimento cronológico

A) Compósitos de primeira geração

- Consiste em fases de reforço de macro cerâmica numa matriz de resina apropriada. - Desvantagem - maiores proporções de desgaste destrutivo. Clinicamente, a deslocação das grandes partículas de cerâmica --- maior rugosidade superficial.

B) Compósitos de segunda geração

- Fases coloidais e microcerâmicas numa fase contínua de resina.
- Apresentam a melhor textura de superfície das resinas compostas

C) Compósito de terceira geração

- Compósito híbrido no qual existe uma combinação de cerâmica macro e micro (coloidal) como reforços. Existe numa proporção de 75:25 numa resina de fase contínua adequada. D) Compósitos de quarta geração

- Estes são também tipos híbridos, mas em vez de cargas macrocerâmicas, contêm macropartículas compósitas de forma irregular e altamente reforçadas, curadas pelo calor, com uma fase de reforço de microcerâmica (coloidal).
- Estes materiais produzem restaurações de qualidade superior, mas são muito sensíveis à técnica.

E) Compósitos de quinta geração

- Compósito híbrido em que a fase contínua da resina é reforçada com microcerâmicas (coloidais) e partículas macro, esféricas, altamente reforçadas, de compósito curado pelo calor. A forma esférica das partículas do macrocompósito melhorará a sua molhabilidade e a sua ligação química à fase contínua do compósito final.

F) Sexta geração

- Trata-se de tipos híbridos em que a fase contínua é reforçada com uma combinação de microcerâmicas (coloidais) e aglomerados de microcerâmicas (coloidais) sinterizadas. Este tipo apresenta a percentagem mais elevada de partículas de reforço de todos os compósitos.

COMPOSIÇÃO

Basicamente, o material de restauração composto é constituído por uma matriz polimérica ou de resina contínua na qual se encontra disperso um material de enchimento inorgânico.

As resinas compostas dentárias são materiais complexos e contêm

- Um componente de resina orgânica

(Componente da resina que forma a matriz)

J Monómetros de princípio

J Monómetros de diluente

- Enchimento inorgânico
- Agente de acoplamento (interfacial), para unir a resina ao material de enchimento.
- Sistema iniciador: Para ativar o mecanismo de definição.
- Pigmentos
- Inibidores de polimerização.
- Estabilizadores U.V.

COMPONENTE DE RESINA

- As resinas compostas variam no seu componente de resina, mas todas as variações são diacrilatos (fig.4).

1. BIS-GMA (Bisfenol-A glicidil dimetacrilato): é um monómero aromático de alta viscosidade sintetizado por Bowen nos EUA na década de 1960. Desvantagem: não adere eficazmente à estrutura dentária e tem uma elevada absorção de água. (fig.5)
2. Dimetacrilato de uretano (UDMA) Compostos oligoméricos que substituem parcial ou totalmente o Bis-GMA.
3. TEGDMA (dimetacrilato de trietilenoglicol),

EGDMA (dimetacrilato de etilenoglicol)

HEMA (metacrilato de hidroxi etilo): Os monómeros de baixa viscosidade são incorporados para facilitar o manuseamento clínico. Devem ter ligações duplas carbono-carbono em cada extremidade da cadeia do monómero para permitir a polimerização e a ligação cruzada.

PARTÍCULA DE ENCHIMENTO

- A adição de partículas de carga à matriz de resina melhora significativamente as suas propriedades.
- Melhora as propriedades mecânicas, como a resistência à compressão, o módulo de elasticidade e a dureza.
- Reduz a sorção de água e o coeficiente de expansão térmica.
- Contribui para a estética; o vidro é capaz de refletir a cor do material dentário circundante.
- Reduz o encolhimento da polimerização
- Menos calor gerado na polimerização.
- Dá radio-opacidade se forem utilizados vidros de bário ou de estrôncio.

Tipos de enchimentos:

- Quartzo moído
- Sílica coloidal
- Óculos ou cerâmica contendo metais pesados.

Quartzo: Obtido através da trituração/moagem do quartzo utilizado nos compósitos convencionais, quimicamente inerte, muito duro, difícil de polir, abrasivo para o dente oposto.

Sílica coloidal: Designada por microfiltros e é obtida por um processo de precipitação pirolítica. Tamanho das partículas 0,04^m ou menos adicionadas em pequena quantidade 5 wt%.

As partículas de sílica coloidal têm uma grande área de superfície (50-300 |im^2 por gm) e mesmo uma pequena quantidade de carga engrossa a resina.

O seu tamanho é inferior ao comprimento de onda da luz, o que permite um melhor polimento.

Cerâmica contendo metais pesados: Estas cargas proporcionam radiopacidade índice de refração

1.5 Por exemplo, os vidros são de bário, de zircónio (raramente), de estrôncio (raramente), de zinco e de ítrio.

- Não tão inerte como o quartzo
- A alumina também pode ser utilizada.[33]

AGENTE DE LIGAÇÃO:

- As partículas de enchimento são tratadas com um agente de acoplamento de silano para produzir uma ligação entre as partículas e a matriz de resina.
- Agente de acoplamento utilizado:

1. y- metacriloxipropiltrimetoxissilano (organossilano)
2. Zirconatos
3. Titanatos

- A perda de acoplamento liberta partículas e conduz à degradação da superfície. Assim, os agentes de acoplamento.

1. Melhorar as propriedades físicas e mecânicas
2. Proporcionam estabilidade hidrolítica, impedindo a penetração de água na interface da resina de enchimento.
3. Permite a transferência de tensão de (polímero mais flexível para partículas de enchimento mais rígidas).

SISTEMAS INICIADORES:

Sistemas activados por luz visível:

- A pasta simples contém um sistema iniciador de dois componentes que inclui uma dicetona e uma amina terciária. A dicetona fotossensível, normalmente 0,2-0,7 % de canforoquinona, absorve a energia radiante de comprimento de onda de aproximadamente 470nm (luz azul). A dicetona combina-se com a amina para formar um complexo que se decompõe para libertar radicais livres que iniciam a polimerização da resina.

Sistemas quimicamente activados:

- Fornecido como dois sistemas líquidos em pasta ou em pó, uma parte conterá um iniciador, peróxido de benzoílo, e a outra parte um acelerador de amina aromática terciária (N,N dimetil P-toludina). A combinação das duas partes produzirá radicais livres que iniciam a polimerização da resina.

Polimerização

- Os radicais livres, gerados pelos sistemas iniciadores. Colidem com as ligações duplas de carbono do monómero e emparelham-se com um dos electrões da ligação dupla, deixando o outro membro do par livre.
- A própria molécula do monómero torna-se então um radical livre e o processo continua.

Apenas 75% das ligações duplas serão convertidas, na melhor das hipóteses, após a ativação. Na ativação ligeira, 44% a 75% das ligações duplas serão convertidas e depende da profundidade da cura. Enquanto que na auto-ativação a conversão é uniforme ao longo da restauração até um máximo de 75%. 32

DISPOSITIVOS DE LUZ

- São fabricados vários dispositivos de fotopolimerização. A fonte de luz é normalmente uma lâmpada de halogéneo de tungsténio. A luz branca gerada passa através de um filtro que remove o espetro infravermelho e visível para comprimentos de onda superiores a 500^m.

INIBIDORES:

- Para minimizar ou prevenir a polimerização espontânea dos monómeros, são adicionados inibidores aos sistemas de resina. Estes inibidores têm um forte potencial de reatividade com o radical livre. Eles inibem a propagação da cadeia, terminando a capacidade do radical livre de iniciar o processo de polimerização.

- O hidroxil tolueno butilado é utilizado numa concentração de 0,01% em peso.

Modificadores ópticos:

- Para corresponder à aparência dos dentes, os compósitos dentários devem ter uma coloração (sombreado) e translucidez que possam simular as estruturas dentárias (ou seja, dentina e esmalte).
- Os modificadores ópticos normalmente utilizados são óxidos metálicos como

1. Óxido de titânio
2. Óxido de alumínio

Estabilizadores UV:

- Para evitar a descoloração dos compósitos com o tempo, são incorporados compostos que absorvem a radiação electromagnética. Também melhora a estabilidade da cor. Ex: 2-hidroxi-4-metoxi-benzofenona.

POLIMERIZAÇÃO:

- Os dois principais sistemas utilizados para realizar a polimerização são o sistema quimicamente ativado e o sistema ativado pela luz. No sistema quimicamente ativado. A polimerização é efectuada com um iniciador de peróxido orgânico e um acelerador de amina orgânica. O iniciador e o acelerador devem ser mantidos separadamente até ao momento da colocação da restauração. Por isso, são fornecidos como 2 pastas. Com o iniciador numa e o acelerador na outra.
- No sistema ativado por luz, o compósito é exposto a uma luz azul intensa. A luz é absorvida pela dicetona que, na presença de uma amina orgânica, inicia a polimerização. Uma vez que a luz azul é necessária para iniciar a reação, a dicetona e a amina podem ser fornecidas como uma pasta única, no entanto, esta deve ser protegida da luz azul até que o dentista esteja pronto para a utilizar.

Dimetacrilato + Iniciador + Acelerador + Inorgânico tratado ou
[Peróxido ou dicetona + luz azul]

- A maioria das resinas sintéticas são polímeros que se formam através de um processo conhecido como polimerização. A polimerização começa com uma única molécula conhecida como monómero, ou seja, uma molécula ou um mer. Muitos monómeros são unidos para formar uma molécula grande chamada polímero (muitos mers)
- Os compósitos sofrem polimerização por adição de radicais livres
- Polimerização por adição: Esta é uma polimerização simples.
- *Tipos: -*

> Polimerização por abertura de anel.
> Polimerização iónica.
> Polimerização livre.
> A reação de polimerização por radicais livres ocorre normalmente com moléculas insaturadas.
> Contendo ligações duplas em que "R" representa qualquer grupo orgânico.
> Neste tipo de reação, não se forma qualquer subproduto.

A reação tem lugar em 3 fases.

> Iniciação.
> Propagação
> Cessação.

Fase de iniciação:

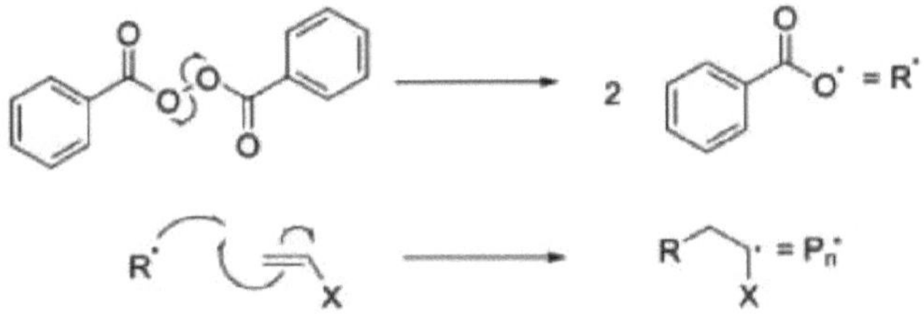

• A fase de iniciação é seguida de uma rápida adição de outras moléculas de monómeros ao radical livre e da transferência do eletrão livre para o final da cadeia de engrossamento.

Fase de propagação:

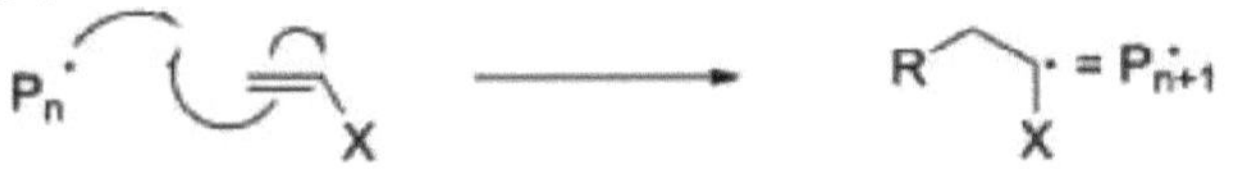

• Esta reação de propagação continua até que o radical livre em crescimento termine. A polimerização por radicais livres pode ser terminada pela presença de qualquer material que reaja com o radical livre, diminuindo assim a taxa de iniciação. Por exemplo, hidroquinona, eugenol, grande quantidade de o2.

• Fórmula do Bis- GMA

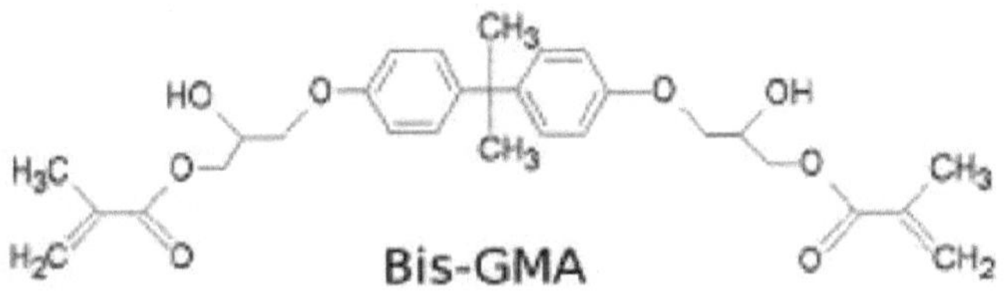

• Em rigor, o Bis-GMA não é um monómero, é um -Oligómero".

• Monómeros de menor peso molecular, como o TEGDMA, são adicionados para reduzir a viscosidade e a polimerização é realizada utilizando radicais livres. Uma vez que o BisGMA tem ligações duplas reactivas em cada extremidade da molécula, tal como os monómeros de peso molecular inferior adicionados, obtém-se um polímero altamente reticulado. O grau de conversão é de 35%-80%

Fase de encerramento:

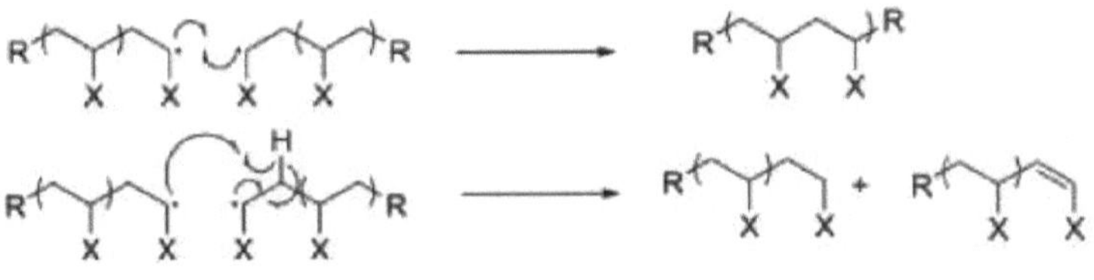

• O radical livre reage com o inibidor e não há radical livre disponível para mais propagação.

MATERIAIS DE RESTAURAÇÃO DIRECTOS EM COMPÓSITO

COMPÓSITOS EMBALÁVEIS

- A amálgama tem sido utilizada em dentisteria de restauração há um século e meio, provavelmente porque os dentistas conseguiram aprender a manipular o material com facilidade e sucesso.
- Foi descrito como material condensável, possivelmente porque ainda era possível colocar restaurações em condições de funcionamento subóptimas, embora com a longevidade do material também potencialmente subóptima.
- Os problemas associados à utilização de materiais compósitos embaláveis em dentes posteriores foram designados por "sensibilidade técnica", sendo esta utilizada para descrever dificuldades de manipulação, problemas em conseguir um bom ponto de contacto, sensibilidade à contaminação por humidade e um procedimento de colocação demorado.
- Outra grande desvantagem é a falta do "tato" ou da "capacidade de empacotamento" que está associada à amálgama, tendo sido considerada necessária para conseguir uma boa adaptação ao fundo e às paredes da cavidade e também para otimizar as áreas de contacto proximal
- A este respeito, considerou-se que os materiais compósitos de consistência espessa têm maiores problemas relacionados com os vazios e a adaptação da parede da cavidade do que os compósitos de viscosidade média a fina. No entanto, quando a fuga marginal de materiais condensáveis foi comparada com um compósito micropreenchido convencional. (fig. 6).
- Affleck e colaboradores concluíram que a fuga marginal era independente dos materiais testados. Um dos principais problemas com as restaurações de resina composta de Classe II tem sido a obtenção de um ponto de contacto apertado (tipo amálgama). Estas dificuldades foram demonstradas pelo aumento do número de contactos classificados como deficientes num estudo que comparou restaurações de amálgama e de resina composta.[37]
- Entre os factores que levam a problemas de ponto de contacto com restaurações de resina composta contam-se

a) Quando um compósito convencional é "empacotado" contra a matriz, ele não se condensa contra a matriz, mas flui em torno do instrumento de empacotamento.

b) Quando o compósito é "embalado" contra a matriz, o material adere ao instrumento de ladrilho que, por sua vez, arrasta o compósito para longe da matriz.

c) As matrizes devem ser "empurradas" contra o dente adjacente: devido ao facto de muitos materiais compósitos convencionais de resina se desprenderem, não mantêm a matriz em posição.

- Numa tentativa de ultrapassar algumas das dificuldades com a colocação de restaurações posteriores em compósito, alguns fabricantes desenvolveram hemácias "condensáveis" ou "empacotáveis", para as quais é reivindicada uma capacidade de empacotamento semelhante à da amálgama e, como resultado, existe a possibilidade de conseguir pontos de contacto mais apertados mais facilmente.
- Apresentados pela primeira vez em 1998, têm alegadamente várias caraterísticas que os tornam alternativas estéticas à amálgama. "Embalável" tem sido considerado um termo mais apropriado do que condensável, uma vez que estes materiais não podem ser condensados (como as amálgamas), mas podem ser compactados. O melhor controlo da colocação pode também ajudar a obter uma forma oclusal correta. Uma desvantagem é que o aumento da viscosidade pode aumentar o potencial de formação de vazios.
- As vantagens alegadas dos materiais embaláveis incluem:

1. Podem ser utilizadas técnicas semelhantes à amálgama
2. Os pontos de contacto são estabelecidos mais rapidamente
3. Possível redução do encolhimento da polimerização

- No entanto, os materiais embaláveis são manuseados de forma diferente dos materiais compósitos de resina convencionais, pelo que existe uma "curva de aprendizagem" enquanto o médico se habitua a manusear estes materiais diferentes.
- Os materiais atualmente atacáveis incluem Solitaire (Heraeus Kulzer, Dormagen, Alemanha), Surefil (Dentsply, Weybridge, Surrey), Alert (Jeneric-Pentron, Wallingford, CT, EUA), P60 (3M, St. Paul, MN, EUA) e Prodigy Condensable (Kerr Mfg. Co. Romulus, MI, EUA).
- Estes materiais contêm entre 60% e 70% de carga em volume. A gama de tamanhos de partículas em muitos destes materiais é maior do que nos RBC híbridos "convencionais", sendo os tamanhos de carga de 0,04 a 20 microns.[38]

Material	**Enchimento de volume**	**Comentários dos fabricantes**
Solitário	66%	Partículas de enchimento porosas. Tamanho do material de enchimento 2-20pn Fluoreto libertação
Surefil	66%	Partículas de enchimento com grande divergência de tamanho 0,04 22:00 Tecnologia de enchimento de intertravamento reivindicada
Alerta	70%	Fibras no enchimento 40-60pm de comprimento e 6-10pm de diâmetro
P60	66%	Elevada carga de enchimento. Resina que não suga. Encolhimento da polimerização reduzido pela utilização de uma resina recentemente desenvolvida Tamanho das partículas de enchimento na gama 001, a 3,5pm
Prodígio Condensável	61%	Partícula de enchimento com 0,6 ppm de diâmetro.

COMPÓSITOS FLUIDOS

- Compósitos à base de resina fluida - Simplesmente, esta classe de compósito dentário é uma resina micropreenchida ou híbrida com uma viscosidade reduzida. Os níveis mais baixos de carga resultam numa menor força e resistência ao desgaste.
- Os compósitos fluidos foram criados mantendo os mesmos tamanhos de partículas pequenas dos compósitos híbridos tradicionais, mas reduzindo o teor de carga e permitindo que o aumento da resina reduza a viscosidade da mistura.
- O êxito dos primeiros produtos compósitos fluidos deveu-se mais ao marketing do que a quaisquer propriedades especiais para além da fluidez. Após o sucesso comercial dos primeiros produtos, várias empresas seguiram o exemplo e comercializaram os seus próprios compósitos fluidos.
- Uma vez que os materiais foram desenvolvidos em resposta a pedidos de propriedades especiais de manuseamento e não a quaisquer critérios de desempenho clínico, as suas limitações são desconhecidas.
- Em geral, espera-se que estes materiais sejam "pintados" em pequenos incrementos. Deste modo, a restauração é construída de acordo com o seu contorno correto, em vez de se construir o material e cortá-lo, como acontece frequentemente com os materiais compósitos

convencionais.

- A maioria destes materiais são fotopolimerizáveis e radiopacos, que são aplicados diretamente na superfície do dente através de uma seringa. São muito semelhantes aos cimentos de resina e aos selantes de fossas e fissuras, com uma carga de enchimento e um tamanho de panícula inferior ao dos compósitos híbridos, o que resulta num material de baixa viscosidade. O teor de carga é geralmente inferior a 50% em volume, pelo que a contração da polimerização será maior do que a dos materiais com maior carga.
- O módulo de elasticidade também será inferior ao dos materiais compósitos de resina convencionais: isto pode permitir que o material se flexione e flua nas condições que se pensa ocorrerem nas cavidades da Classe V e o fluxo do material também pode ser útil na absorção de tensões causadas pela contração da polimerização.
- Os compósitos fluidos estão disponíveis numa gama de tonalidades, algumas versões incluem mesmo o cor-de-rosa para utilização no disfarce de áreas de recessão gengival (Pink Revolution: Kerr, Romulus. MI, EUA). Algumas formulações contêm flúor, embora o benefício clínico deste facto não esteja quantificado. As alegadas vantagens dos materiais fluidos prendem-se com o facto de serem rápidos e fáceis, de se conseguir um excelente acesso e colocação utilizando as pontas de seringa em que são fornecidos.
- Recentemente, foi sugerido que uma propriedade mecânica fundamental para a previsão clínica do desempenho pode ser a tenacidade. Esta propriedade pode estar correlacionada com a resistência ao desgaste e à fratura.
- Os compósitos fluidos são mais ricos em resina do que os compósitos tradicionais. É de esperar que os seus valores de resistência sejam melhores do que os dos materiais convencionais. Os compósitos fluidos também podem ter valores de resistência à fratura mais elevados devido ao seu módulo de elasticidade mais baixo (fig. 7).[39]

Indicações

- Defeitos da classe V
- Classe mínima 1, III
- Parede gengival da classe II
- Bloqueio de pequenos rebaixos
- Restauração da preparação por abrasão a ar
- Reparação de margens em porcelana, compósito, coroa.
- Defeitos de esmalte e reparações de bordos incisais em locais anteriores.
- Revestimentos, selantes de fossas e fissuras.
- Restaurações preventivas de resina e restaurações de preparação de túneis.

Algumas preparações comerciais populares

- Aeliteflo (Bisco Inc.)
- Crystal Essence (Produtos Conti-Dental0
- FioRestore (Den-Mat Corp.)
- Flow-it (Jeneric /Pentron Inc.)
- Revolução (Kerr Corp.)
- True-Look (Denpac / Cinco Estrelas)
- Ultraseal XT plus (Ultradent Products Inc.)
- Versaflo (Centrix Inc.)

Tetric flow (Vivadent) - material Ceromer fluido, fotopolimerizável, da cor do dente, adequado para pequenas restaurações e para a cimentação de restaurações de compósito e cerâmica. O Tetric Flow baseia-se na mesma fórmula química do Tetric® Ceram e distingue-se também pela revolucionária tecnologia de "compósito avançado" (1996). (fig.8) [40]

VIDRO DE ARTE

- Trata-se de um polímero dentário não convencional comercializado desde 1995. É mais comummente utilizado em inlays, onlays e coroas. A matriz de resina é composta por bisGMA/UDMA. Esta configuração proporciona um nível mais elevado de ligações cruzadas e um melhor controlo sobre as posições ao longo da cadeia de carbono onde ocorre a ligação cruzada.
- Isto ajuda a melhorar a resistência ao desgaste e outras propriedades físicas e mecânicas da matriz de resina. O material de enchimento é vidro de bário radio-opaco. Uma quantidade moderada de sílica coloidal é também incorporada com o objetivo de melhorar certas caraterísticas de manuseamento. (fig. 9)
- O vidro artístico é fotopolimerizado com uma luz estroboscópica de xénon especial. A emissão varia entre 320-500 nm. O Art glass tem as vantagens de ter uma resistência ao desgaste consideravelmente maior do que os compósitos fotopolimerizáveis convencionais, boa adaptação marginal, estética e contacto proximal superior.

BELLE GLASS HP

- Foi introduzido pela Belle em 1996 como um material de restauração indireta. A matriz de resina contém bisGMA e cargas. O vidro belle é polimerizado sob pressão de 29 psi a uma temperatura elevada de 138 graus centígrados e na presença de nitrogénio, um gás inerte. A temperatura elevada aumenta a taxa de polimerização. (Fig. 10)
- O aumento da pressão atmosférica reduz o potencial de vaporização dos monómeros a temperaturas elevadas. A utilização de gás nitrogénio durante o processo de polimerização está relacionada com um aumento da resistência ao desgaste, ou seja, o nitrogénio proporciona um ambiente livre de oxigénio, o que, por sua vez, resulta em níveis mais elevados de polimerização: maior translucidez da massa curada.
- Se o oxigénio ficar retido no compósito, interfere com a polimerização e reduz a translucidez. É esteticamente apelativo e altamente resistente ao desgaste.

Compósitos ligados por resina de BAIXA RESFRIABILIDADE-

- Foram desenvolvidos, testados e experimentados vários materiais com o objetivo de minimizar a contração da polimerização e as tensões associadas aos RBCs. Um dos primeiros desenvolvimentos inclui a introdução de sistemas de monómeros eutécticos, como os ésteres bis (2-metacriloxietil) dos ácidos ftálico (MEP), isoftélico (MEL) e tereftálico (MET) e a utilização de monómeros líquidos cristalinos que encolhem menos quando fotopolimerizados.
- Foram também testados RBCs de oxirano experimentais de baixo encolhimento que apresentam uma menor resistência ao desgaste em comparação com os RBCs à base de metacrilato. As adições mais recentes a esta categoria de RBC são os RBC à base de silorano

Hemácias auto-aderentes (SELF ETCH):

- Recentemente, foi fabricado um novo tipo de hemácias através da fusão eficaz entre o agente de ligação autoadesivo e a tecnologia de restauração de compósito à base de resina.
- Estes RBCs auto-aderentes podem aderir à dentina e ao esmalte sem a utilização de um sistema de ligação adesiva separado, reduzindo assim as hipóteses de sensibilidade pós-operatória e permitindo uma restauração mais rápida que pode poupar o tempo do operador e o dinheiro do paciente.[41]

COMPÓSITOS AUTO-REPARADORES/AUTO-CICATRIZANTES (MATERIAIS BIOINSPIRADOS)-

- Os materiais têm normalmente um tempo de vida limitado e degradam-se devido a

diferentes estímulos físicos. químicos e/ou biológicos. Estes podem incluir
forças estáticas (deformação) ou dinâmicas (fadiga), estados de tensão interna, corrosão, dissolução, erosão ou biodegradação.

- Este facto conduz gradualmente à deterioração da estrutura do material e, por fim, à sua falha. A natureza inspirou cientistas e investigadores a desenvolverem materiais capazes de se repararem a si próprios. Estes princípios inspiraram os cientistas e engenheiros de materiais de todo o mundo a desenvolver os chamados materiais sintéticos auto-reparadores ou auto-reparadores. (fig. 11)
- Um dos primeiros materiais sintéticos auto-reparadores de que se tem notícia apresenta, curiosamente, algumas semelhanças com os materiais dentários à base de resina, uma vez que é à base de resina. Tratava-se de um sistema epoxídico que continha microcápsulas cheias de resina. Se ocorrer uma fissura no material compósito epóxi, algumas das microcápsulas são destruídas perto da fissura e libertam a resina. A resina preenche subsequentemente a fissura e reage com um catalisador Grubbs disperso no compósito epóxi, resultando na polimerização da resina e na reparação da fissura.[42]

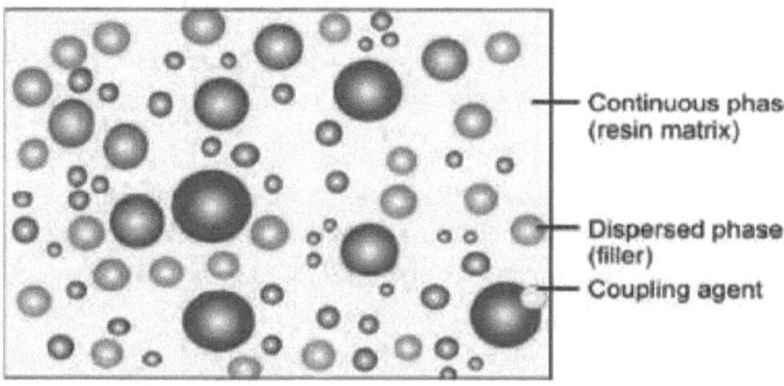

Figura.4. Estrutura do componente de resina, partículas de carga e agentes de acoplamento

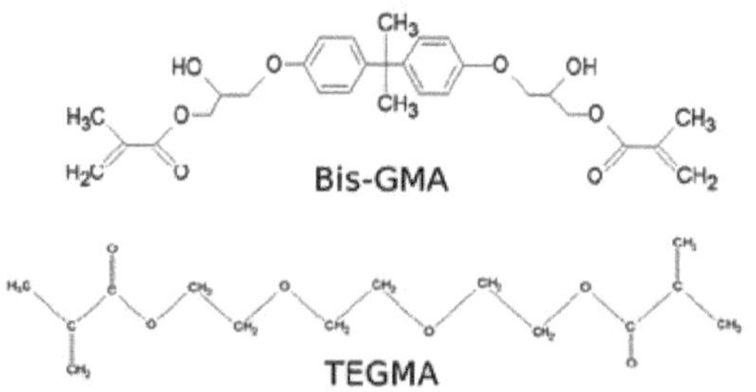

Figura.5. Estrutura das fórmulas de Bis GMA e TEGMA

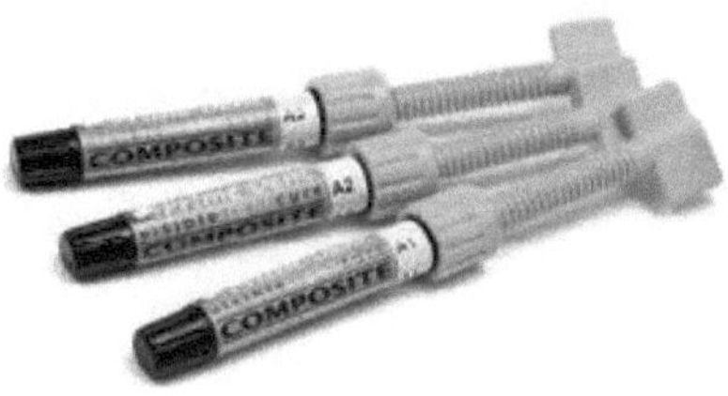

Figura.6: Compósito empacotável

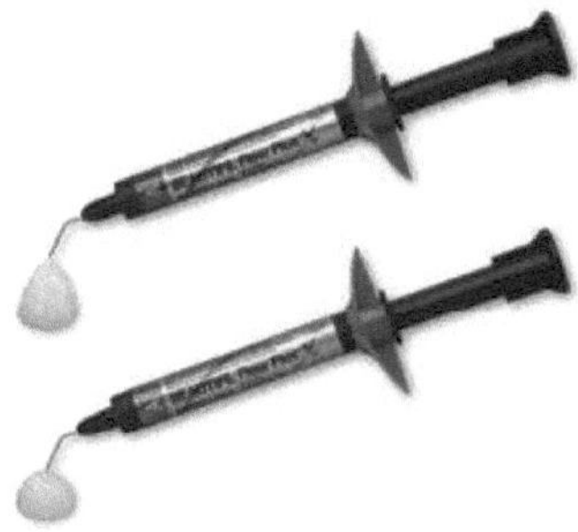

Figura.7: Compósito fluido

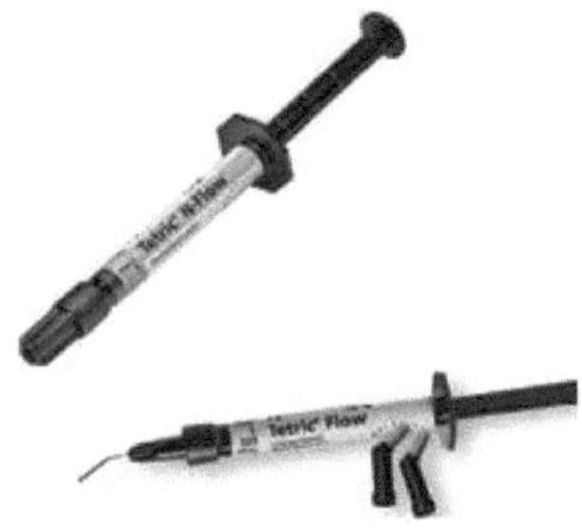

Figura.8: Fluxo Tetric (Vivadent)

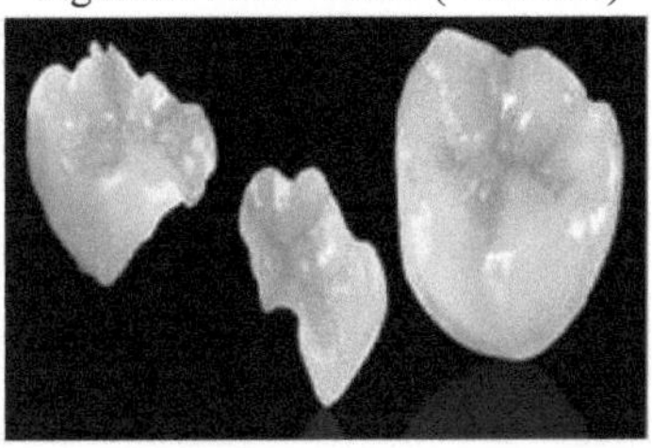

Figura 9. Vidro artístico

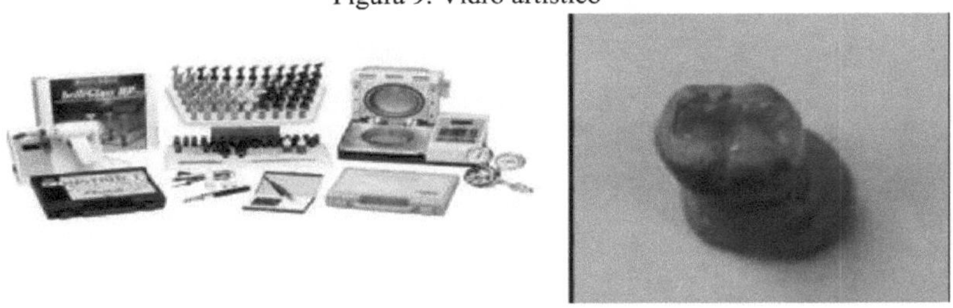

Figura. 10 . Vidro Belle HP

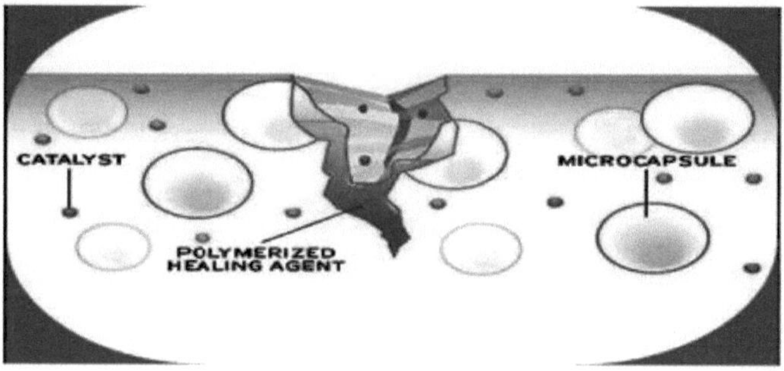

Figura.11. Compósito auto-cicatrizante

CAPÍTULO 4

RESTAURAÇÃO CORONAL COMPLETA

COROAS PEDIÁTRICAS ANTERIORES:

Tradicionalmente, os dentes anteriores decíduos cariados em crianças eram preferidos a serem deixados para a queda natural ou extração, se sintomáticos. Ultimamente, a procura de salvar esses dentes está a aumentar, sendo as principais razões atribuídas à crescente sensibilização para a saúde oral das crianças e à perceção da necessidade de estética oral por parte da sociedade.[43] As coroas pediátricas anteriores são restaurações de cobertura total, pré-fabricadas ou feitas à medida, que são cimentadas ou coladas aos dentes. Estas devem servir como restaurações provisórias com estética, durabilidade e retenção adequadas até os dentes decíduos permanecerem na cavidade oral, facilitando assim o crescimento holístico.[44] A razão mais comum para a restauração de cobertura total dos dentes anteriores decíduos é a cárie na primeira infância, normalmente observada em crianças dos 18 aos 36 meses de idade. A restauração coronal completa dos dentes anteriores decíduos pode ser indicada em condições como: cáries multi-superfície, envolvimento do bordo incisal, descalcificação cervical extensa, dentes não vitais, má higiene oral, incisivos com grandes restaurações de superfície única, preparações de precisão difíceis de realizar devido a um comportamento não cooperante.[45] Fornecer restaurações de cobertura total qualitativas a crianças sempre foi uma questão de grande preocupação para os dentistas pediátricos devido a factores como questões comportamentais das crianças, disponibilidade limitada do tamanho e tonalidades necessários destas coroas, custo e factores morfológicos dos dentes primários.[46] Nos últimos anos, a medicina dentária pediátrica assistiu ao aparecimento de uma variedade de coroas anteriores de cobertura total, cada uma com as suas próprias vantagens e desvantagens. Com as coroas de tiras a serem escolhidas a dedo durante bastante tempo, a popularidade das coroas de aço inoxidável pré-fabricadas (PVSSCs) e, ultimamente, as coroas de zircónio estão a aumentar nos dias de hoje. No entanto, as coroas para dentes anteriores inferiores são oferecidas apenas pelas recentes adições, como as coroas de zircónio, as coroas Edelweiss pediátricas e as coroas Figaro. [45,47] Os dados clínicos sólidos sobre estas coroas são escassos.[45]

Desenvolvimentos históricos em coroas pediátricas: [50]

ANO	DESENVOLVIMENTOS EM COROAS PEDIÁTRICAS
1947	As coroas pré-formadas (PMC) foram introduzidas pela empresa Rocky Mountain
1950	A coroa de aço inoxidável (SSC) foi descrita por Engel e popularizada por Humphrey para Odontopediatria
1970	Foram introduzidas as coroas de policarbonato
1971	Mink e Hill aconselharam a modificação da SSC para coroas de tamanho superior e inferior
1977	McEvory aconselhou a modificação da técnica de SSC para SSC com perda de comprimento da arcada ou de espaço
1980	As coroas Pedo Pearls foram introduzidas
1987	As coroas Cheng foram introduzidas por Peter Cheng
1989	Foram introduzidas as coroas Kinder
1995	A técnica Hall foi introduzida pelo Dr. Noma Hall para a adaptação do SSC em dentes cariados sem preparação dentária
2010	As coroas de zircónia EZ foram introduzidas por Hansen JP e Fisher JP como coroas estéticas pediátricas.

2018	Coroa de figo

Estão disponíveis na literatura várias classificações de coroas anteriores com base nos seus métodos de cimentação e composição do material:[44,45,48,51]

Coroas anteriores em crianças

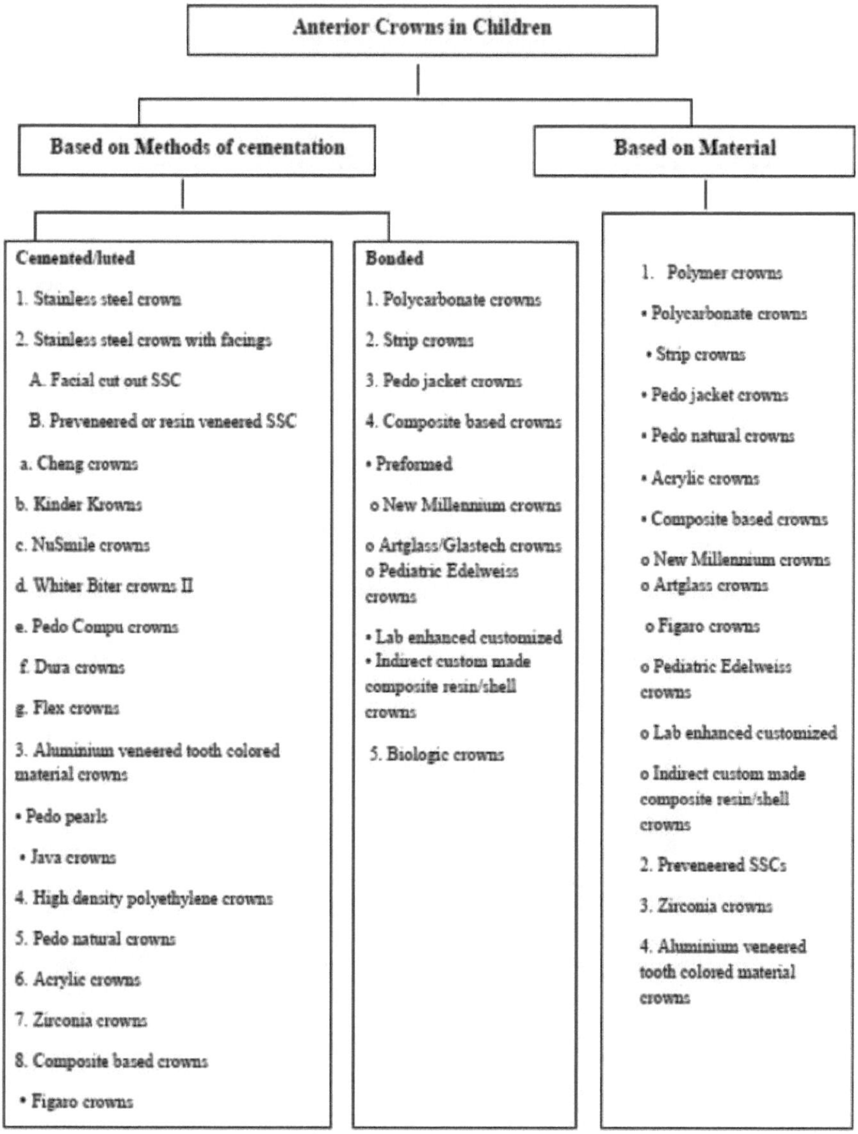

1) COROAS EM AÇO INOXIDÁVEL:

A reabilitação da estrutura dentária grosseiramente perdida em dentes decíduos/permanentes jovens através de coroas de aço inoxidável (coroas SS) tornou-se uma ajuda viável para o odontopediatra desde que a Rocky Mountain Company as introduziu em 1947, mas familiarizada por Humphrey e Engel nos anos 50. Outras técnicas frequentemente citadas na literatura incluem as técnicas simplificadas apresentadas por Rapp e Castaldi, mas nenhuma foi tão abrangente e bem-sucedida como a preparação inicial da coroa.

Indicações para utilização em dentes molares primários:

- Cárie que afecta duas ou mais superfícies dentárias;
- Incapacidade de colocar uma obturação de amálgama;
- Restauração após procedimentos de tratamento pulpar;
- Restauração em lesões não cariosas ou defeitos de desenvolvimento;
- Restauração de molares decíduos fracturados;
- Bruxismo grave;
- Restauração em crianças que necessitam de anestesia geral para o tratamento;
- Em crianças com elevado risco e elevada suscetibilidade à cárie;
- Pilar para um mantenedor de espaço.

Indicações para utilização em dentes molares permanentes

- Restauração temporária após fratura de um dente;
- Restauração provisória até ao parecer ortodôntico e plano de tratamento;
- Restauração provisória antes da restauração protética definitiva;
- Razões económicas;
- Restauração em lesões não cariosas ou defeitos de desenvolvimento;
- Restauração de um molar permanente que deve cobrir toda a coroa.

Contra-indicações para coroas de aço inoxidável: [49]

- Molares primários próximos da esfoliação.
- Molares primários com mais de metade das raízes reabsorvidas.
- Dentes que apresentam mobilidade.
- Dentes que não são restauráveis.
- Doentes com alergia conhecida ao níquel.

Classificação das coroas de aço inoxidável:

De acordo com o corte:

- Coroas não aparadas: Estas coroas não são aparadas nem contornadas e requerem muita adaptação, pelo que são demoradas, por exemplo, The Rocky Mountains.
- Coroas pré-aparadas: Estas coroas têm lados rectos e não contornados, mas são recortadas para seguir uma linha paralela à crista gengival. Continuam a necessitar de contorno e de algum recorte, por exemplo, coroas Unitek, 3M Co. e Denovo.
- Coroas pré-contornadas: Estas coroas são festonadas e também são pré-contornadas, embora possa ser necessária uma quantidade mínima de festonagem e corte, por exemplo, coroas de iões Ni-Chro e coroas de aço inoxidável Unitek, 3M Co.

De acordo com a composição:

- Coroas de aço inoxidável-18-8 Aço inoxidável de composição austenítica (67% de ferro, 18% de crómio, 8% de níquel), por exemplo, coroas de aço inoxidável A e B) da Unitek, 3M Co.
- Coroas de níquel-crómio - Liga de níquel-crómio (70% de níquel, 15% de crómio, 10% de ferro), por exemplo, coroas Ni-Chro Ion, Iconel.

De acordo com a posição:

- Coroas para dentes posteriores, por exemplo, coroas de aço inoxidável Unitek, 3M Co.
- Coroas para dentes anteriores, por exemplo, coroas NuSmile, Orthodontic Technologies,

EUA

Segundo a empresa:

- As Montanhas Rochosas
- Unitek
- 3M
- Iconel
- Coroas NuSmile

De acordo com a anatomia oclusal:

- Oclusal iónico-compacto
- Unitek - melhor anatomia oclusal
- Montanhas Rochosas - apenas pequenas
- Ormco - o mais pequeno e menos esculpido oclusalmente.

Composição das coroas de aço inoxidável: [49]

Coroas de aço inoxidável - (coroas 18-8): (fig.12)

- Os aços inoxidáveis são ligas de aço com baixo teor de carbono que contêm pelo menos 11,5% de crómio.

Composição:	
Ferro - 67%	Crómio - 17 a 19%
Níquel - 10 a 13%	Elementos menores - 4%

- *Existem três classes gerais de aço inoxidável:* Os tipos martensíticos endurecíveis pelo calor da série 400; os tipos de ferrite não endurecíveis pelo calor da série 400; os tipos austeníticos de crómio-níquel-manganês da série 200 e de crómio-níquel da série 300.
- Os tipos austeníticos têm alta ductilidade, baixo limite de elasticidade e alta resistência final, o que os torna excelentes para procedimentos de estampagem profunda e conformação. São facilmente soldados e podem ser endurecidos por trabalho até níveis elevados.
- Os tipos austeníticos oferecem a melhor resistência à corrosão de todos os aços inoxidáveis, particularmente quando foram recozidos para dissolver os carbonetos de crómio e depois rapidamente temperados para reter o carbono em solução.
- O crómio contribui para a formação de uma película superficial muito fina, provavelmente um óxido que protege contra o ataque corrosivo.
- As coroas de aço inoxidável das Rocky Mountains, Unitek e 3M utilizam os tipos austeníticos para as suas coroas, designados por 18-8, uma vez que contêm cerca de 18% de crómio e 8% de níquel

Coroas à base de níquel:

- Estas são coroas Ion construídas em Iconel 600, uma adição relativamente nova à categoria de coroas pré-formadas, e são principalmente de níquel-crómio.
- As caraterísticas metalúrgicas da liga de níquel-crómio permitem que estas coroas sejam endurecidas por tensão durante o fabrico. Uma maior dureza torna a coroa de iões mais difícil de contornar e adaptar ao dente preparado.

Composição:

Níquel - 76%Crómio - 15%

Ferro - 8%Carbono - 0,08%

Armamentarium:

- Brocas de corte de coroas - brocas em forma de pera, de fenda cónica, em forma de agulha, de alisamento

- Alicates - Alicate de enxada, n.º 114 Alicate de contorno Johnson, n.º 417 Alicate de cravar, n.º 112 Alicate de bolas e soquetes
- Escalador ou qualquer instrumento afiado
- Tesouras para coroas e pontes
- Assento e removedor da coroa
- Brocas de pedra e de acabamento para acabamento de coroas
- Para cimentação - cimento obturador, placa de vidro, espátula
- Diversos - papel de articulação, folha de cera, lápis de marcação para vidro.

COROAS ANTERIORES EM AÇO INOXIDÁVEL: [49]

Atualmente, não se utilizam coroas de aço inoxidável para restaurar dentes anteriores, mas sim coroas de aço inoxidável com revestimento para obter melhores resultados estéticos. A preparação dos dentes é semelhante à dos incisivos. As coroas de aço inoxidável foram durante muitos anos o único meio rápido e eficaz de restaurar dentes incisivos permanentes fracturados numa base semi-permanente. Estas coroas foram criticadas devido à sua fraca estética e foram agora largamente substituídas por restaurações de resina composta retidas por ataque ácido. Um dos papéis de uma coroa anterior de aço inoxidável, o de reter um penso temporário no local da fratura, pode ser alcançado de forma satisfatória utilizando resina composta e a técnica de condicionamento ácido. No entanto, o principal atributo da coroa de aço inoxidável é a sua capacidade de evitar o fecho do espaço e a erupção excessiva do dente oposto. Quando a fratura é horizontal e a restauração é suscetível de ser sujeita a forças oclusais severas, uma coroa de aço inoxidável será mais durável do que uma resina composta. A coroa de aço inoxidável é apenas um método provisório de tratamento e deve eventualmente ser substituída por uma restauração de resina composta ou uma coroa de porcelana.

Fabricantes de coroas anteriores em aço inoxidável:

3M Espe-Unitek Crowns, St Paul, MN e Acero Crowns, Seattle, WA, Rocky Mountain crown.

Fase 1:

A primeira fase na preparação do incisivo fracturado para receber uma coroa de aço inoxidável é a medição da dimensão mesiodistal do dente para facilitar a seleção da coroa do tamanho correto. Se não houver espaço entre os dentes fracturados, é necessário um pequeno corte proximal para permitir a colocação da coroa. A coroa de aço inoxidável é normalmente demasiado comprida, pelo que é necessário marcar a margem gengival e cortá-la da forma descrita para a coroa de aço inoxidável posterior. Este processo deve ser repetido até se obter o contorno cervical correto.

Estética: Pode conseguir-se uma estética razoável cortando uma janela labial na coroa de aço inoxidável. Isto pode ser feito utilizando uma broca de diamante numa turbina de ar para cortar o excesso e, finalmente, uma pedra verde para terminar as margens. Deve ser deixado algum material a envolver a superfície vestibular do dente, caso contrário a coroa deslocar-se-á facilmente.

Fase 2:

A fase seguinte consiste em moldar o cíngulo com as pilastras n.º 112 para evitar a criação de uma interferência oclusal. A retenção sob a forma de "encaixe" é conseguida utilizando o alicate de cravar n.º 417 ou o alicate mais pequeno n.º 421 (Unitek Corp.). Antes de cimentar a coroa, cobrir a superfície fracturada da dentina com um material de revestimento de hidróxido de cálcio. De seguida, pode ser utilizada uma resina composta para substituir a substância dentária em falta. Esta coroa pode permanecer no local durante vários meses, período durante o qual podem ser efectuados testes de vitalidade e quaisquer alterações de cor serão facilmente detectadas.

Indicações:

- Após a terapia pulpar
- Cáries multi-superfície
- Fracturas do incisivo.

Vantagens:

- Boa retenção
- Longa duração.

Desvantagens:

- Aspeto inestético.

Disponibilidade:

- Anterior Crown Kit, 72 coroas - estas coroas são idênticas às da Unitek.
- Disponível para incisivos e caninos primários e fabricantes de incisivos permanentes: Rocky Mountain e Unitek Corp.

2) SSC COM FACE/ COROA DE AÇO INOXIDÁVEL DE FACE ABERTA/ SSC FOLHEADO DE CADEIRA:

Esta é uma forma de utilização de SSCs na secção anterior da arcada dentária. O procedimento inclui a adaptação de um SSC adequado. Se necessário, a coroa é aparada, frisada e polida. Depois de a coroa ser cimentada e o cimento endurecer, a parede vestibular da coroa é cortada e o cimento de cimentação é parcialmente removido para criar rebaixos. No passo seguinte, o espaço é preenchido com um material mais estético, como o compósito.[52,56]

Indicações para a utilização de SSC de face aberta: [56]

* Fratura da coroa;
* Proteção da polpa.

Contra-indicações para a utilização de SSC de face aberta: [56]

* Alergia ou vulnerabilidade ao níquel;
* Paciente que não coopera;
* Um dente primário perto do seu tempo de esfoliação;
* Uma radiografia que mostra a reabsorção de mais de metade da raiz do dente;
* Nível de fratura do dente abaixo da margem gengival.

A sua principal vantagem é a melhor estética em comparação com as SSCs tradicionais; no entanto, o procedimento é moroso e requer uma área de restauração seca. A restauração pode ter uma fraca estabilidade de cor e as margens metálicas da coroa podem ainda ser visíveis. [57]

3) COROAS DE RESINA/COROAS DE COMPÓSITO:

Introdução:

As coroas em tira são formas de plástico transparente utilizadas para simplificar o trabalho de restauração dos incisivos superiores. Podem ser preenchidas com material compósito de polimerização química e fotopolimerizável. Depois de o material ter endurecido, podem ser facilmente removidas, deixando uma superfície lisa. De acordo com Kupietzky et al., as suas vantagens são a facilidade de adaptação, recorte e remoção. [58] São também finos e transparentes, o que facilita a sua correspondência com a dentição natural e o controlo da cor do compósito. Para obter os melhores resultados do tratamento, os pacientes necessitam de instruções de higiene adequadas e de uma higienização mais correta. Os pais devem estar cientes de que a falta de uma higiene oral adequada diminui as hipóteses de sucesso do tratamento, o que significa que são parcialmente responsáveis pelo resultado geral do procedimento. [66] O tecido mole circundante deve estar livre de inflamação. [59] As coroas de tiras proporcionam uma elevada estética e funcionalidade. Além disso, são baratas e fáceis de reparar. [58] No entanto, as suas desvantagens incluem a necessidade de manter uma área de restauração seca. Qualquer humidade ou sangue pode interferir com a colagem, e o sangue pode também causar a descoloração do material compósito. A sua utilização também se restringe a dentes decíduos com esmalte suficiente para permitir uma ligação adequada após a preparação. É necessária uma redução mínima para uma preparação adequada. [56]

Indicações: [49]

- Cáries interproximais, excesso de cáries ou cáries multi-superficiais em dentes anteriores decíduos.
- Após terapia pulpar em dentes anteriores primários.
- Restauração de dentes anteriores fracturados.
- Incisivos com defeitos hipoplásicos, amelogénese imperfeita.
- Incisivos descoloridos.
- Incisivo primário com malformação congénita.

Contra-indicações: [49]

- Estrutura dentária insuficiente para a retenção.
- Sobremordida profunda
- Bruxismo
- Doenças periodontais

Avaliação pré-operatória:

- Verificar a relação dos incisivos
- Presença de estrutura dentária remanescente
- Se a estrutura dentária remanescente for menor, considerar a colocação de um pilar e núcleo seguido de uma coroa em tira
- Cooperatividade da criança - se a criança não cooperar, a colocação da coroa deve ser efectuada sob sedação consciente ou AG.

Procedimento de colocação de coroa:

Seleção da forma da coroa:

As coroas de tiras estão disponíveis em 6 tamanhos de 1 a 6 números

- Selecionar uma forma de coroa de celuloide primária (Unitek Strip Crown, 3M, St Paul, MN Nowak Crowns, Nowak Dental Supplies Inc., Carrier, MS) com uma largura incisal mesiodistal igual à do dente a restaurar, colocando o bordo incisal da coroa contra o bordo incisal do dente ou medindo a dimensão MD do dente a restaurar com um paquímetro e fazendo corresponder com a forma de coroa pretendida.[49]

Preparação dos dentes: [54]

- Discutir o procedimento com os pais e a criança e obter o seu consentimento;
- Anestesia local e isolamento dos dentes;
- O dentista deve estimar o tamanho da coroa. Para facilitar a seleção do tamanho da coroa, pode ser utilizado o comprimento da borda incisal do dente a ser tratado ou - se o dente

estiver danificado - do dente correspondente;

- Redução do comprimento do dente;
- Preparação mesial-distal;
- Preparação do gume da faca na margem gengival;
- Escolher a sombra composta;
- Preparação de orifícios de ventilação nos cantos incisais;
- Assentar firmemente a coroa com compósito no dente;
- Cura do compósito;
- Remoção da coroa de tiras. Por razões de segurança, a melhor forma de o fazer é utilizar uma peça de mão, como um escultor.

Desvantagens: [49]

- A humidade ou a contaminação com sangue afectam a adesão da resina.
- Procedimento demorado em crianças jovens e não cooperantes - é necessária uma estrutura dentária adequada.
- É extremamente sensível à técnica.
- Não é tão durável ou retentiva como as coroas de aço inoxidável/abertas, as coroas pré-revestidas ou as coroas de policarbonato
- Não é recomendado em pacientes com hábitos de bruxismo ou mordida profunda.
- Um controlo adequado da humidade pode ser difícil num doente que não coopere.
- Possibilidade de fratura ou descolamento da coroa.
- Trata-se de um método de restauração direta com uma técnica de "bulk pack" que pode levar a uma sensibilidade pós-operatória.
- O empacotamento a granel do material pode levar a uma polimerização incompleta, uma vez que a profundidade da fotopolimerização é limitada a 2 mm da superfície.
- A oclusão não pode ser verificada até que as coroas em tira tenham sido removidas, o que só acontece após a conclusão da restauração.
- O procedimento de coroas de tiras requer um tempo mais longo no consultório.

4) COROAS DE CONCHA COMPÓSITA:

As coroas de concha de compósito são coroas preparadas com material compósito por método indireto.

Vantagens:

- Requer menos tempo na cadeira
- Não é necessário aparar ou engastar durante o procedimento clínico
- Não há necessidade de ajuste pós-operatório das coroas, uma vez que os ajustes são efectuados no laboratório
- Menos sensível à técnica/humidade em comparação com as coroas de tiras
- Menor sensibilidade pós-operatória

Desvantagens:

- Procedimento de duas visitas.
- Necessita de procedimentos laboratoriais.

Procedimento de preparação e colocação de coroas de concha de compósito:

- Remover todas as cáries com uma escavadora de colher.
- Selecionar a cor do compósito para a preparação da coroa em concha com a ajuda do guia de cores vita sob luz natural.

- Efetuar a moldagem da arcada completa do maxilar e da mandíbula e fazer o molde. Depois de o molde assentar, aplique uma camada dupla do meio de separação, que actua como espaçador para o agente de cimentação durante a cimentação da coroa.
- Construção de compósito feita no molde maxilar em harmonia com os anterios mandibulares para formar uma coroa de concha de compósito seguida de fotopolimerização.
- Após a conclusão das coroas em concha, verificar a oclusão com o molde mandibular e a coroa deve ser acabada e polida.
- Antes da separação das coroas em concha, é fabricado um posicionador à base de silicone que ajuda a manter as coroas na boca durante a cimentação.
- O posicionador de silicone é preparado estendendo o posicionador bilateralmente para cobrir pelo menos um dente distal ao último dente a ser restaurado, palatalmente deve cobrir a área da ruga e metade da inclinação palatina, labialmente cobre apenas o terço incisal da superfície labial.
- Uma vez preparado o posicionador, a coroa de concha é cuidadosamente destacada do molde. O posicionador de silicone é verificado intra-oralmente para verificar se está bem ajustado sem as coroas.
- Em seguida, os dentes são limpos e secos, gravados, seguidos da aplicação do agente de ligação e da fotopolimerização.
- Coroas em concha preenchidas com resina de cimentação de polimerização dupla e colocadas num posicionador de silicone, que é transferido intra-oralmente. A polimerização do agente de cimentação é efectuada por via labial e lingual. Após a polimerização, o posicionador é removido e verifica-se a oclusão e a posição dos dentes. Não há necessidade de ajuste pós-cimentação da coroa, uma vez que este foi efectuado na fase laboratorial.[49]

5) COROA DO NOVO MILÉNIO:

As coroas New Millennium são feitas de material de resina composta melhorado em laboratório[52, 56] e são também semelhantes às coroas em tira. As suas vantagens incluem uma elevada estética e a satisfação dos pais. [60] Podem ser adaptadas, remodelando-as com uma broca de alta velocidade, mas as suas desvantagens incluem uma estrutura frágil, a necessidade de uma área de restauração seca, bem como a possível descoloração da coroa devido à hemorragia. [52] Também não podem ser frisadas. [61] A preparação para as coroas New Millennium é semelhante à preparação para as coroas de tiras. [56]

Indicações: [52]

- Restauração de cáries multi-superficiais;
- Incisivos primários descoloridos;
- Fratura de dentes anteriores;
- Restauração em lesões não cariosas ou defeitos de desenvolvimento.

Contra-indicações: [52]

- Dificuldade em manter a área de restauração seca;
- Sobremordida;
- Mordedura profunda e penetrante;
- Danos dentários extensos que impedem a retenção;
- Doença periodontal.

Vantagens: [49]

- Coroas muito estéticas

- Pode ser aparado e remodelado com brocas de acabamento de alta velocidade.

Desvantagens: [49]

- Coroas muito caras em comparação com as coroas de tiras e as coroas Pedo Jacket
- As coroas são frágeis
- Necessita de um controlo adequado da humidade

6) COROA DE IONÓMERO DE VIDRO:[49]

Estas coroas são fabricadas utilizando GIC em conjunto com uma coroa de tiras de celuloide. Esta técnica oferece uma vantagem distinta do material de restauração de ionómero de vidro em relação ao compósito na sua capacidade de libertar flúor durante um período prolongado. O procedimento de preparação do dente e de adaptação da coroa é semelhante ao da coroa de tiras, exceto que as formas da coroa são preenchidas com GIC (fotopolimerizável ou de dupla polimerização) em vez de compósito.

Vantagens:

- Propriedade anticariogénica devido à libertação de flúor
- Melhor adaptação à estrutura dentária devido à natureza adesiva química do GIC
- A restauração pode ser efectuada numa única visita
- Vantagens nos dentes decíduos.

Desvantagem:

- Falta de força.

7) COROA DE POLICARBONATO: (fig.13)

- Coroas de kudo
- Coroas de vidro artístico
- Coroas de casaco pedo
- Coroas PedoNatural.

Fabricantes de coroas de policarbonato: [49]

- 3M ESPE
- Produtos dentários diretos
- Laboratório sueco de material dentário (SWE Den)
- Coroas PedoNatural, Valencia CA.
- Crest® Oral-B®

Os dentes decíduos anteriores são normalmente danificados devido à cárie precoce da infância (CEC) causada pela alimentação a biberão sem higiene adequada. A CCE começa normalmente na superfície vestibular dos incisivos superiores e progride rapidamente. O tratamento depende principalmente da cooperação com o paciente e inclui o controlo não restaurador da cavidade, a preparação e a restauração com materiais convencionais. As coroas também podem ser utilizadas para restauração e são especialmente úteis quando os danos causados pela cárie são extensos e a restauração convencional pode ser problemática. As coroas de policarbonato são feitas de poliésteres aromáticos de ácidos carbónicos. [52, 56] Podem ser descritas como resinas termoplásticas. A utilização de temperaturas elevadas (cerca de 130 °C) e de pressão torna o material fácil de moldar e de dar a forma pretendida. [52, 56] As propriedades do material são uma estrutura fina e uma flexibilidade superior à das coroas de resina acrílica. Por outro lado, estas coroas não resistem a forças abrasivas elevadas que podem causar fratura ou perda prematura da coroa. [62]

Indicações: [52, 56]

- Incisivos superiores primários com cáries extensas

- Restauração em lesões não cariosas ou defeitos de desenvolvimento
- Dentes descolorados
- Restauração após terapia pulpar
- CEC como estabilização da lesão
- Pilar para mantenedores de espaço

Contra-indicações: [56]

- Bruxismo
- Espaçamento inadequado
- Apinhamento anterior
- Dentes com abrasão excessiva
- Sobremordida profunda
- Evidência de abrasão em dentes anteriores.

Preparação: [63]

- Discutir o procedimento com os pais e a criança e obter o seu consentimento;
- O dentista deve estimar o tamanho da coroa; a parte mais importante é estimar corretamente as dimensões mesiodistais para obter um contorno dentário adequado;
- Anestesia local e isolamento dos dentes;
- Redução da incisal em cerca de 2 mm;
- Preparação mesiodistal minúscula. As paredes devem ser ligeiramente paralelas;
- Redução facial/lingual de cerca de 1 mm;
- Os protocolos antigos sugerem a realização de uma câmara 1 mm abaixo da gengiva nas superfícies labial e proximal;
- Preparação subgengival de penas de 1 mm;
- Se tiverem sido efectuados procedimentos pulpares no dente, a abertura lingual pode ser utilizada como retenção adicional;
- Montagem da coroa;
- Cimentação
- Remoção do excesso de cimento resinoso.

Vantagens: [49]

- As coroas são feitas de resina de policarbonato com fibras de micro-vidro que permitem o ajuste da coroa com um alicate, boa durabilidade e resistência.
- Contornos e engastes semelhantes aos das coroas metálicas.
- Tonalidade Esthetic/U62.
- Boa forma anatómica.
- Estética com tonalidade universal que é translúcida para permitir o ajuste da tonalidade em função do tipo de material de revestimento utilizado.
- As coroas têm uma superfície lisa para minimizar a acumulação de placa bacteriana.
- Disponível numa vasta gama de tamanhos para incisivos, caninos e pré-molares.

8) COROAS DE KUDOS: (fig.14)

As coroas Kudos são a mais recente geração de coroas pediátricas de policarbonato que são flexíveis, facilmente adaptáveis e necessitam de menos tempo de consulta.[62,64] A coroa também pode ser colada ao dente utilizando cimento de cimentação ou compósito após o revestimento acrílico.[49,65]

Técnica de colocação de coroas: [49]

- Após o exame inicial, selecionar o tamanho adequado da coroa que se encaixa perfeitamente no mesiodistal
- Após um ajuste experimental, a coroa é verificada quanto ao seu ajuste correto, adaptabilidade marginal, cobertura global e largura mesiodistal.
- Os ajustes necessários são efectuados com uma tesoura para coroas ou com uma broca ou pedra de aparar. Deve ter-se o cuidado de assentar as coroas nas margens preparadas.
- Após o ajuste final, a coroa é revestida com um material acrílico de cura a frio e colocada sobre o dente preparado e removida até começar a assentar. Este tipo de técnica de revestimento é efectuado de modo a que o acrílico de cura a frio se ligue quimicamente às coroas de policarbonato.
- Após a fixação completa do material, as margens são aparadas e acabadas e a coroa é cimentada utilizando um cimento de cimentação ou compósitos.

Vantagens:

- Esteticamente aceitável
- Menos tempo na cadeira
- Melhoria da retenção
- Flexível
- Melhor adaptabilidade.

Desvantagens:

- Probabilidades de rutura
- Deslocação
- Descoloração.

9) COROA PEDONATURAL:

A coroa PedoNatural Crown não é uma restauração de compósito e nunca é utilizada com compósitos. Todos os componentes da coroa PedoNatural são hidrofílicos (tolerantes à humidade). A coroa PedoNatural é uma coroa de policarbonato diferente de qualquer outra aplicação de policarbonato anteriormente disponível em odontopediatria. Trata-se de uma forma de coroa ultrafina que é: anatomicamente correta, flexível, fácil de colocar, extremamente forte, durável e automaticamente corrigível.

Os materiais que são utilizados na criação da forma da coroa PedoNatural têm sido utilizados clinicamente desde 1997. Originalmente concebida como um método para fornecer uma esplintagem provisória a longo prazo para pacientes com coroas e pontes, a técnica foi adaptada para utilização na dentição primária e suportou com sucesso 3 anos de estudos clínicos como a coroa PedoNatural.

As coroas PedoNatural fornecem ao clínico uma alternativa estética superior à coroa de tira de compósito ou à coroa de aço inoxidável revestida a compósito. Estas coroas podem ser facilmente utilizadas em situações de apinhamento, bem como em oclusões de Classe III. Os cimentos de resina auto-adesivos estão disponíveis em várias tonalidades. Para as coroas PedoNatural anteriores, a tonalidade translúcida funciona melhor. Para coroas posteriores, a tonalidade translúcida também fica óptima, mas, além disso, a tonalidade A-1 dá um excelente resultado.[44,49]

A coroa PedoNatural é composta por três componentes:

- Forma da coroa em policarbonato ultrafino
- Material de enchimento acrílico híbrido
- Cimento de ionómero de vidro.

Preparação dos dentes:

A preparação do dente e a adaptação da coroa são diferentes com a coroa PedoNatural em comparação com a SSC, uma vez que requer uma maior quantidade de redução do dente, incluindo a redução vestibular e lingual.

- Anestesiar o dente
- Isolar o dente com um isolamento de borracha
- Selecionar o tamanho adequado da coroa
- Iniciar a preparação do dente com uma redução incisal ou oclusal de, pelo menos, 2 mm.

O corte/redução proximal é feito para quebrar o ponto de contacto e criar um espaço adequado para a colocação da coroa. Remova todas as cáries restantes e efectue qualquer tratamento necessário do tecido pulpar. Reduzir a superfície vestibular num mínimo de 2 mm e colocar todas as margens subgengivalmente.

Adaptação da coroa:

- Selecionar a coroa medindo o diâmetro mesiodistal da preparação do dente. Identificar a lingueta na coroa para verificar o tamanho correto. Após a seleção da coroa adequada, remover a lingueta com uma tesoura afiada e apará-la com uma peça de mão de baixa velocidade.
- Colocar a coroa sobre o dente, marcar e aparar o excesso
- Posteriormente, franzir toda a margem gengival da coroa utilizando um alicate de franzir e verificar o ajuste final da coroa. Verificar o ajuste correto da coroa. A coroa totalmente assentada deve estar abaixo do plano oclusal para os posteriores. Para os anteriores, a pressão dos dedos é suficiente para assentar a coroa. O instrumento Crown Grabber deve ser utilizado para remover a coroa do dente para evitar danos nas margens da coroa. Deve ter-se o cuidado de evitar qualquer interferência oclusal devido à coroa.
- A coroa PedoNatural pode ser preparada na cadeira, preenchendo a coroa com um material híbrido acrílico especialmente formulado que se une perfeitamente à forma da coroa durante a polimerização. Esta coroa é cimentada com qualquer cimento de resina autoadesivo disponível no mercado.
- Antes da cimentação da coroa, limpar e secar a superfície do dente e a coroa selecionada. Aplicar o agente adesivo de verniz na superfície interna da coroa com um pincel, seguido de uma ligeira polimerização.

Procedimento:

A coroa PedoNatural é fabricada na cadeira, preenchendo a forma da coroa com um produto especial

material acrílico híbrido formulado

Д

Esta une-se perfeitamente à forma da coroa durante a cura.

я

A coroa acabada é cimentada com cimento de ionómero de vidro

Д

Resultando numa restauração de coroa completa que é verdadeiramente estética, forte, duradoura e durável

A vantagem da coroa PedoNatural em relação à coroa de aço inoxidável e às coroas folheadas é a capacidade de a adaptar facilmente em situações em que tenha havido perda da dimensão mesial-distal. Ao contrário das coroas de aço inoxidável, a flexibilidade da coroa PedoNatural permite uma aplicação fácil. As probabilidades de quebra da coroa PedoNatural são menores se a oclusão for corretamente verificada. Para restaurações anteriores, o paciente deve estar em oclusão posterior com um contacto anterior mínimo.

Desvantagens:[49]

- Não são recomendados em doentes com bruxismo intenso.

- É necessária uma maior redução dentária.

10) COROA DO CASACO PEDO

As coroas de revestimento Pedo oferecem facilidade na restauração de dentes anteriores primários maxilares cariados, especialmente no grupo etário pré-operatório. [66] Estas coroas de revestimento macias e flexíveis são feitas de materiais de copoliéster da cor do dente que são colados aos dentes. No entanto, estas estão disponíveis apenas num tamanho e numa cor muito clara, o que dificulta a correspondência com o dente adjacente não restaurado. Estas coroas não devem ser cortadas com uma broca de acabamento de alta velocidade, uma vez que o revestimento de plástico se funde com a broca.[45] Além disso, a descoloração, o desgaste em áreas de oclusão pesada e o deslocamento recorrente são problemas comuns citados com estas restaurações estéticas.[49,52,56]

Vantagens: [49, 52]

- A colocação da coroa pode ser efectuada numa só sessão
- Rentável
- Podem ser efectuadas múltiplas restaurações adjacentes com uma redução mínima do dente
- A coroa não se parte, não mancha nem racha
- As coroas podem ser cortadas com uma tesoura.

Desvantagens: [49, 52]

- Disponível numa única cor, pelo que a combinação de cores é difícil.
- Não pode ser cortado ou remodelado com uma broca de acabamento de alta velocidade, uma vez que o material se funde com a broca.

11) COROAS ARTGLASS/COROAS GLASTECH:

São formas de restaurações coronais completas com valor estético para a dentição decídua.

A Glastech apresenta as coroas mais estéticas disponíveis para dentisteria pediátrica, que são feitas de vidro artglass. O Artglass é um polímero de vidro que proporciona o toque natural, a capacidade de ligação associada ao compósito, mas a estética e a longevidade da porcelana.

O Artglass é composto por metacrilatos bifuncionais e pelos novos metacrilatos multifuncionais Artglass. A matriz tem a capacidade de formar redes moleculares tridimensionais com uma estrutura altamente reticulada Artglass. Estes polímeros orgânicos amorfos e altamente reticulados são conhecidos na literatura química como "vidros orgânicos".

O teor total de carga do Artglass é de apenas 75% (55% de microvidro e 20% de carga de sílica), mas quando a matriz é curada, forma-se um vidro orgânico amorfo e altamente reticulado, designado por vidro polimérico. O resultado é um material resistente e elástico. A maioria dos parâmetros do Artglass excede significativamente os dos compósitos convencionais e, com propriedades elásticas e resistentes, também os da porcelana. [49]

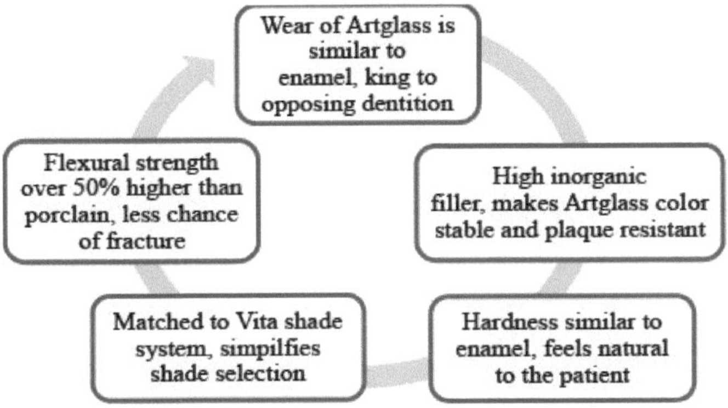

O desgaste do Artglass é semelhante ao do esmalte, rei para a dentição oposta
O elevado teor de carga inorgânica torna o Artglass estável em termos de cor e resistente à placa bacteriana Dureza semelhante ao esmalte, sensação natural para o paciente
Corresponde ao sistema de tonalidade Vita, simplifica a seleção da tonalidade
Resistência à flexão mais de 50% superior à porcaína, menor probabilidade de fratura

Propriedades das coroas de vidro artístico

Desvantagem:

- A falha da coroa deve-se normalmente a uma falha da ligação.

12) COROAS DE AÇO INOXIDÁVEL PRÉ-FABRICADAS:

Devido à falta de função estética da coroa de aço inoxidável, desenvolveu-se uma ideia de revestimento branco na coroa de aço inoxidável. Nesta técnica, os materiais da cor do dente são colados à superfície vestibular das coroas de aço inoxidável. Estas coroas são designadas por coroas de aço inoxidável prevenidas.

As coroas de aço inoxidável pré-fabricadas (PVSSC) são coroas de aço inoxidável/níquel-crómio que têm um revestimento estético, ligado mecânica e/ou quimicamente. Uma restauração de faceta de resina ou porcelana é uma camada fina de material de restauração colada sobre a superfície facial ou bucal de um dente. As restaurações de facetas são consideradas conservadoras na medida em que é necessária uma preparação dentária mínima, ou mesmo nenhuma. As PVSSC foram introduzidas no início da década de 1990. Foram inicialmente desenvolvidas para dentes anteriores, mas mais tarde foram desenvolvidas para molares primários. Algumas das PVSSC para molares primários posteriores no mercado são as coroas Nusmile Primary Crowns (Houston TX), Kinder Krowns (St Louis Park, MN) e Cheng Crowns (Exton PA).

As coroas de aço inoxidável pré-fabricadas (PVSSC) apresentam vantagens e desvantagens inerentes. A preocupação mais comum destas coroas revestidas é a retenção da face estética. As faces podem ser propensas a fracturas e, em alguns casos, à perda total. Se estas coroas forem forçadas sobre um preparo com muita pressão, isso pode fazer com que a face branca se parta, rache ou lasque. Ao longo dos anos, desde a sua introdução, os revestimentos tornaram-se mais resistentes à fratura e a perda é menos problemática. A reparação da faceta é possível, mas sugere-se que a coroa seja substituída com a fratura da faceta.

A PVSSC tem a capacidade de engaste limitada das coroas. São relativamente inflexíveis, uma vez que a face de resina é frágil e tende a fraturar quando sujeita a forças pesadas ou a cravação. Por conseguinte, deve ter-se o cuidado de obter um ajuste tão próximo quanto possível, de modo a eliminar a necessidade de cravar. Uma vez que apenas a porção lingual da coroa pode ser ajustada (engastada), deve ser efectuada uma remoção significativa da estrutura do dente para ajustar o dente à coroa e não a coroa ao dente. A escolha da cor das coroas pré-fabricadas é limitada. A sua aquisição é mais dispendiosa do que as coroas de aço inoxidável, as coroas em tiras e as coroas de policarbonato. [49, 68]

Etapas gerais da colocação de coroas pré-fabricadas: [67]

- O primeiro passo é estimar o tamanho da coroa necessária. A melhor forma de o fazer é antes da preparação do dente.
- O passo seguinte é a redução oclusal. Deve ser efectuado um mínimo de 2 mm de redução oclusal. Isto pode ser feito com um diamante cónico de alta velocidade, diamante de futebol ou com um simples carbureto de fissura reta.
- A redução circunferencial deve ser efectuada com uma broca de fissura cónica. Deve ter-se o cuidado de remover estrutura dentária suficiente para permitir o volume da coroa. A preparação deve ser uma borda de pena e estender-se ligeiramente subgengivalmente.
- Aquando da prova, a coroa deve encaixar passivamente, sem resistência, na posição totalmente assentada. Não se deve conseguir um encaixe rápido destas coroas, uma vez que o forçamento pode produzir micro-fracturas da faceta e, em última análise, a perda da faceta.
- Preparar e ajustar o dente em vez de ajustar a coroa ao dente.
- A oclusão deve ser verificada, uma vez que uma restauração "alta" levaria à fratura prematura da face.
- A cimentação da coroa pode ser feita com cimento de ionómero de vidro.

13) COROAS DE NÚMERO:[49,51]

Estas são coroas de aço inoxidável com o aspeto mais natural. São coroas de aço inoxidável anatomicamente corretas, são menos sensíveis à técnica e oferecem uma excelente durabilidade e estabilidade da cor. Estas coroas têm uma face na superfície labial e uma porção metálica no lado lingual para engaste, de modo a obter uma melhor vedação. As coroas NuSmile estão disponíveis como coroas anteriores e posteriores.

A coroa NuSmile está disponível em duas formas:

1. Assinatura NuSmile.
2. NuSmile ZR. (fig.15)

Procedimento para colocação da coroa NuSmile:

> *Seleção de casos/medidas de precaução:*

- Evitar a mordida cruzada anterior, a má oclusão de Classe III e o apinhamento severo

Selecionar dente com estrutura de coroa restaurável

> *Procedimento:*

- É necessária uma preparação adicional na lingual, mesial e distal em comparação com a SSC
- Selecionar uma coroa mais curta para se adaptar
- Selecionar coroa mais curta para criança de 2 anos e mais longa para criança com mais de 2 anos
- Para evitar a fratura da coroa, faça apenas um encaixe rápido
- Não cimentar a coroa com uma linha de fissura visível
- Ter cuidado ao engastar.

Vantagens:

- Proporciona um sorriso de aspeto mais natural
- Elimina passos extra

- Garante resultados bem sucedidos
- Autoclavável
- Concebida para uma retenção óptima do cimento-zircónio
- Esteticamente aceitável
- Longa duração
- Satisfação dos doentes e dos pais
- Menos tempo na cadeira
- Extremamente compatível com a cor e translucidez naturais dos dentes
- Não descolora com o tempo
- Desempenho superior da colagem de compósito à coroa de aço inoxidável.

Desvantagens:

- Pode resultar numa saúde gengival deficiente
- Muito caro
- Volumoso
- Não tem um aspeto natural
- A cravação pode provocar uma fratura.

14) COROA PEDIÁTRICA FLEX WHITE FACE:[49]

As coroas pediátricas em aço inoxidável de face branca Flex são feitas de um novo material que pode ser frisado na face e na língua, e também pode ser apertado na mesial e na distal para permitir uma melhor adaptação sem o receio de comprometer a resistência da ligação. As coroas posteriores são fabricadas da mesma forma que as coroas flexíveis anteriores. Estas coroas flexíveis posteriores são completamente cobertas com material Highland Dental Plan (HDP) especialmente formulado. Podem ser frisadas à volta de toda a coroa, "flexionadas" e contornadas sem comprometer a resistência de união do material branco.

Caraterísticas e vantagens:

- Aperto na parte mesial e distal
- Crimpável no facial e no lingual
- Pode ser aparado com uma tesoura ou uma pedra verde
- 1 mm mais curta do que as coroas SSC normais
- Combina com a dentição natural
- Sombra branca pediátrica
- Poupa tempo na cadeira
- Não há alterações na força de ligação depois de cravar ou apertar.

Procedimento de colocação de coroa:

A preparação do dente e a colocação da coroa são semelhantes às da SSC.

15) PÉROLAS PEDO (COROAS DE ALUMÍNIO COM FACE):[44,49,64]

A coroa Pedo pearl é uma forma de coroa metálica semelhante à coroa de aço inoxidável, mas é completamente revestida com tinta epóxi da cor do dente. As coroas são feitas de alumínio em vez de aço inoxidável porque o revestimento de epóxi adapta-se melhor ao alumínio. Esta tecnologia foi desenvolvida em 1980. As formas de coroa de alumínio são frequentemente utilizadas como coroas temporárias na dentição permanente. Estas coroas de alumínio são relativamente macias, o que pode criar problemas de durabilidade a longo prazo. Para além disso, em áreas de oclusão pesada, o revestimento branco irá desgastar-se.

Estas coroas são construídas em alumínio pesado e revestidas com esmalte orgânico (pó de qualidade alimentar da FDA) que é flexível e duradouro. O revestimento de cor não lasca nem descasca. Estão disponíveis como tipos anatómicos universais que podem ser utilizados em ambos os lados, reduzindo assim o tempo e o custo de seleção. Qualquer cimento de coroa pode ser utilizado para a sua cimentação, mas o ionómero de vidro e os compósitos autopolimerizáveis melhoram o seu desempenho e durabilidade. Estas coroas são fáceis de cortar e cravar, o que permite um ajuste perfeito sem lascar ou descascar. O revestimento durável com excelente aderência e o revestimento de esmalte de alto desempenho ligam-se excecionalmente bem às coroas de alumínio de calibre pesado. Se alguma vez for necessário um retoque cosmético, pode ser utilizado um compósito fotopolimerizável. Cor natural do dente primário - proporciona um sorriso atrativo.

Técnicas para tornar as pérolas Pedo rentáveis:

- Cortar, cravar e ajustar ao dente.
- Preencher a coroa com um compósito autopolimerizável da mesma cor que a coroa e colocar no dente.
- Depois de o compósito assentar, remover a coroa e aparar o excesso de compósito.
- Revestir o dente com cinco camadas de verniz Copalite® secas ao ar.
- Cimentar permanentemente a coroa com o melhor cimento de cobre vermelho ou branco da Doc. As propriedades antimicrobianas deste cimento, clinicamente comprovadas, protegerão o dente enquanto estiver em contacto com a estrutura dentária.

Vantagens:

- *Custo:* O preço de uma coroa de pérola pedo é muito inferior ao de qualquer outra coroa metálica estética existente no mercado. Adaptam-se a todas as situações económicas e têm uma duração de vida infinita.
- *Inventário:* As coroas anteriores de pérola pedo têm uma anatomia universal. Isto reduz drasticamente o inventário e, por conseguinte, poupa dinheiro ao dentista e pode ser utilizado em ambos os lados.
- *Revestimento da coroa:* O revestimento da coroa pedo pearl não lasca nem descasca. O dentista pode cortar e cravar a coroa sem danificar o revestimento.
- *Aspeto natural:* As coroas de pérolas Pedo não são volumosas e adaptam-se facilmente ao dente. Isto evita um aspeto de "frangos na boca".
- Embalagem flexível: As coroas Pedo pearl são fornecidas em três kits para o dentista: o kit anterior, o kit posterior e o kit de arcada completa. As coroas também são vendidas em embalagens de recarga de três coroas para todos os tamanhos.
- Manutenção: As coroas Pedo pearl, se necessário, podem ser retocadas ou reparadas facilmente. Recomenda-se um compósito autopolimerizável ou de dupla polimerização.
- Fácil de cortar e cravar, sem lascar ou descascar.
- Pode ser adicionado um composto.

Desvantagens:

- São relativamente macios, o que cria um problema de durabilidade a longo prazo.
- Nas áreas de oclusão intensa, o revestimento branco desvanece-se.
- Menor durabilidade.

16) COROA CHENG:[44,49,64]

As coroas Cheng da Peter Cheng Orthodontic Laboratories, Inc. estrearam-se publicamente em 1987 para proporcionar uma alternativa estética à coroa de aço inoxidável. As coroas têm o nome do presidente da empresa "Sr. Peter Cheng". Trata-se de coroas anteriores pediátricas em aço inoxidável revestidas com um compósito de alta qualidade, à base de malha com um compósito fotopolimerizável. Não existem ensaios clínicos a longo prazo para avaliar a durabilidade destas coroas.

Baker et al. (1996) realizaram um estudo para determinar a quantidade de força de corte necessária para fraturar, deslocar ou deformar a face estética da faceta de quatro coroas de incisivos primários revestidas disponíveis no mercado: coroa Cheng, coroa Whiter Biter, coroas Kinder Krown e NuSmile. Foi aplicada uma força no bordo incisal da faceta a 148 graus até a faceta se fraturar, deslocar ou deformar. Do estudo concluiu-se que as coroas Cheng eram melhores, o que foi estatisticamente significativo em comparação com as coroas Whiter Biter.

Vantagens:

- Procedimento de visita única
- Procedimento menos sensível do ponto de vista técnico - com revestimento de resina pura no SSC
- Aspeto natural
- Podem ser submetidos a esterilização pelo calor sem afetar significativamente a sua força de ligação e cor.
- São económicos
- Resistente a manchas
- O fabricante afirma que é durável, que a cor é estável e que combina com os pedestais
- Não provoca o desgaste dos dentes opostos
- Menos desconforto para o paciente.

Desvantagens:

- Fratura de facetas durante o engaste
- São caros.

Instruções de ajuste para determinar o tamanho correto da coroa de Cheng a utilizar:

- A preparação do dente e a colocação da coroa é semelhante à SSC
- Primeiro, verifique o tamanho da coroa no paciente com uma coroa de aço inoxidável®plain 3M Unitek
- Quando for encontrada uma coroa de tamanho correto, substitua-a por uma coroa de tamanho correspondente Cheng Crown para se adaptar ao paciente
- Isto evitará o carregamento desnecessário e eliminará a necessidade de esterilização.

17) COROA MAIS BRANCA E MAIS AMARGA:[49]

É um SSC prevenido. Uma coroa dentária que inclui um invólucro de aço inoxidável dimensionado para cobrir uma porção de dente de um paciente e um revestimento polimérico que inclui uma composição híbrida de poliéster/epóxi. O revestimento pode ser uma camada muito fina que permanecerá aderida à coroa durante a manipulação. O revestimento não descasca ou lasca sob uso normal e mastigação.

Estas coroas já não são utilizadas atualmente. Roberts et al. (2001) encontraram 32% das coroas que perderam parte da face branca estética.

18) PEDO COMPU-CROWN:[44,49,51]

Estas coroas anteriores pediátricas em aço inoxidável são revestidas com um compósito de alta qualidade, baseado em malha com um compósito fotopolimerizável. Estas coroas têm uma cor estável, são resistentes à placa bacteriana e combinam com as tonalidades pediátricas naturais.

Vantagens:

- Não desgasta a dentição oposta
- Fácil de ajustar
- Cor estável

- Parece natural
- Corresponde à cor da dentição natural.

19) COROAS FOLHEADAS A POLIETILENO DE ALTA DENSIDADE PARA CRIANÇAS:[49,69,70]

Trata-se de uma coroa pré-formada estética para crianças. A faceta é composta por polietileno de alta densidade, que é termoformado sobre uma coroa pré-formada de aço inoxidável para obter a aparência desejada.

Propriedades e utilizações:

- Limite elástico elevado.
- Maior resistência à flexão.
- Capacidade de resistir a uma grande força de corte quando ligado mecanicamente a uma coroa pré-formada.
- Aspeto natural de um dente vital.
- O polietileno de alta densidade (PEAD), uma vez engatado pelo retentor mecânico, não se separa, a menos que o retentor mecânico seja quebrado dos seus pontos de soldadura.
- O polietileno de alta densidade (PEAD) é compatível com o metal de base.
- As lascas, as fissuras e as fendas não ocorrem à temperatura da boca humana.
- O revestimento de polietileno de alta densidade tem uma maior resistência de ligação do que outros materiais de revestimento atualmente utilizados em coroas estéticas de aço inoxidável para crianças.

As vantagens incluem o aspeto natural, a elevada elasticidade e a resistência à flexão, sem lascas, fissuras ou fendas. Estes adaptam-se ao dente por retenção mecânica e não se soltam facilmente.

20) COROAS DURA:[48,49,51]

As coroas Dura são coroas pediátricas de face branca. Estas coroas podem ser frisadas labial e lingualmente, podem ser facilmente aparadas com uma tesoura de coroas, podem ser facilmente festonadas e têm uma margem completa em gume de faca. Se o revestimento lascar ou partir após a colocação, a reparação estética é difícil e normalmente requer a substituição da coroa. Um estudo demonstrou que estas coroas com facetas folheadas eram significativamente mais retentivas do que as não folheadas quando o cimento e a cravação eram combinados.

Vantagens:

- As margens faciais e linguais podem ser frisadas
- Facilmente aparado com uma tesoura de coroa
- Fácil de decorar
- Capacidades completas de margem de corte
- Estas coroas pré-fabricadas são estéticas e podem ser colocadas com um controlo deficiente da humidade ou da hemorragia.

COROA DE REVESTIMENTO TOTALMENTE EM CERÂMICA/PORCELANA/ZIRCÓNIA [49]

Atualmente, as coroas totalmente em cerâmica/zircónia oferecem inúmeras vantagens em relação às coroas tradicionais em cerâmica fundida com metal. Não contêm metal. Para além das suas inegáveis qualidades estéticas, as coroas "totalmente em cerâmica" têm caraterísticas biológicas e funcionais que garantem uma vida útil muito mais longa. Uma coroa de jaqueta de porcelana é geralmente a restauração definitiva para um incisivo permanente tratado com canal radicular ou um incisivo fracturado. Nos dentes vitais, a restauração com coroa de jaqueta de porcelana deve ser adiada até que a criança tenha pelo menos 18 anos de idade, altura em que os cornos pulpares terão recuado e a redução poderá ser efectuada com segurança.

A sua utilização em crianças antes dos 18 anos é limitada, porque:

- É caro
- Pode fraturar facilmente
- A utilização está limitada à dentição permanente, uma vez que os dentes decíduos têm cornos pulpares proeminentes e esmalte e dentina finos.

Vários estudos demonstraram que as coroas de zircónia comerciais podem ser utilizadas para dentes decíduos com qualidades estéticas e funcionais.

O fluxograma mostra exemplos de coroas de zircónio pediátricas comerciais.

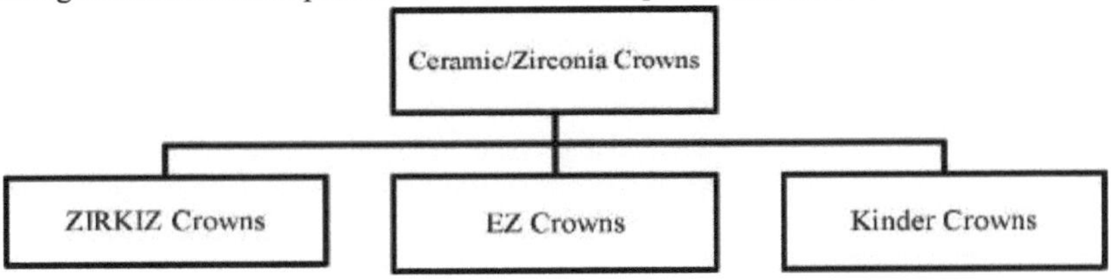

21) COROAS DE ZIRKIZ:[49,71]

As coroas de zircónio são coroas dentárias pediátricas novas, únicas e estéticas disponíveis atualmente no mercado. A coroa de zircónio criou uma nova abordagem para restaurar o aspeto natural do sorriso de uma criança com uma técnica minimamente invasiva. As coroas de zircónio têm uma estética superior e um aspeto natural com um tempo de cadeira curto. A zircónia é um dióxido cristalino de zircónio. Em particular, a zircónia parcialmente estabilizada com óxido de ítrio (3Y-TZP) tem propriedades mecânicas muito semelhantes às dos metais, mas tem uma cor semelhante à dos dentes. As suas propriedades mecânicas, que são semelhantes às do aço inoxidável, permitem uma redução substancial da espessura do núcleo. As tensões cíclicas são igualmente bem toleradas por este material extremamente biocompatível. Estão agora disponíveis coroas primárias de zircónia prontas para restauração de incisivos primários, incluindo as que são diretamente coladas ao dente.

Técnica Clínica na Colocação de Coroas:

- Seleção da coroa: Selecionar o tamanho adequado da coroa antes da preparação do dente
- Controlo oclusal
- Anestesiar o dente
- Isolamento com dique de borracha

- Preparação dos dentes: Após avaliação clínica e radiográfica, as cáries devem ser removidas com brocas redondas de aço inoxidável sob anestesia local. Reduzir a superfície incisal em 1 mm. Reduzir 0,5 a 1,0 mm na superfície facial e lingual. A preparação facial e lingual deve encontrar-se num bordo incisal fino correspondente ao bordo incisal planeado da restauração final. A oclusão deve ser verificada quanto à folga adequada da dentição oposta. A redução interproximal pode ser efectuada e envolve a criação de paredes mesiais e distais paralelas que se estendem de 1 a 2 mm subgengivalmente ao bordo incisal da preparação. Após a preparação do dente, a coroa de zircónio deve encaixar passivamente.

As coroas de zircónia são de cerâmica e não podem ser cortadas com uma tesoura como uma coroa tradicional de aço inoxidável (SSC). O cimento de ionómero de vidro deve ser utilizado para preencher completamente a coroa, para eliminar quaisquer vazios internos. O "cimento de resina fotopolimerizável" também é recomendado para a cimentação das coroas ZIRKIZ. Não foram identificados estudos clínicos relativos a coroas anteriores em dentes decíduos que cumprissem todos ou mesmo a maioria dos critérios, o que indica que existe pouco apoio científico. Com base no número limitado de estudos in vivo de curta duração, a zircónia parece ser adequada para o fabrico de uma coroa única. Mais recentemente, foi desenvolvido um novo tipo de material cerâmico, baseado em dióxido de zircónio.

O policristal de zircónio tetragonal estabilizado com ítria. O policristal de zircónia, Y-TZP, tem uma capacidade única de resistir à propagação de fissuras ao ser capaz de se transformar de uma fase cristalina para outra e o aumento de volume resultante pára a fissura e impede-a de se propagar. Este material tem o potencial para ser utilizado em restaurações maiores e na área molar.

22) EZ-CROWN:[49,71]

A realização pioneira da EZ-pedo está a revolucionar o aspeto das coroas dentárias pediátricas e a renovar o sorriso feliz e saudável dos pacientes pediátricos. A empresa EZ-pedo desenvolveu pela primeira vez coroas pediátricas de zircónia monolítica como coroas anteriores e posteriores.

A EZ-pedo é a primeira empresa a nível mundial a oferecer coroas de cerâmica totalmente "brancas", pré-fabricadas, especialmente concebidas para crianças. Estas coroas são feitas de zircónio sólido, um material biocompatível. São compostas inteiramente por um material sólido da cor do dente; têm um aspeto extremamente estético, tanto na vista frontal como no interior da boca. Cada coroa é esmaltada com um toque de cor natural, tornando-a muito suave, brilhante e impermeável a manchas. São excecionalmente resistentes e a sua estética insuperável permite-lhes fundir-se perfeitamente com os dentes naturais circundantes. A preparação do dente para a EZ-crown é semelhante à da SSC.

Desenvolvimento da EZ-Crown:

Em 2004, o filho de 3 anos de Hansen, John Paul, caiu na banheira e feriu gravemente quatro dos seus dentes da frente. Hansen enviou o seu filho a um dentista pediátrico para reconstruir o sorriso do rapaz e ficou surpreendido ao saber que não havia coroas esteticamente agradáveis como as que são normalmente feitas por medida para adultos. Hansen disse que as coroas colocadas nos dentes do seu filho eram volumosas, não combinavam com a cor e apresentavam um sorriso que mostrava metal na linha da gengiva. Foi então que Hansen pensou em fazer coroas estéticas para crianças. Os dentistas locais Jeff Fisher e John Hansen fizeram anos de pesquisa com dentistas locais antes de fundar a EZ-Pedo Inc., em Loomis, Califórnia, em 2010. Jeffrey P Fisher e John P Hansen, de Sacramento, Califórnia, fundaram a EZ-Pedo Inc. em 2010, e atualmente a sua relativamente pequena fábrica em Loomis, Califórnia, produz milhares de coroas dentárias em cerâmica para crianças.

A EZ-crowns obteve autorização da Food and Drug Administration dos EUA e autorização da FDA para utilização em 2009. A empresa afirma que detinha cerca de 10 por cento do mercado nacional de coroas pediátricas dos EUA.

Vantagens:

- A tecnologia Zirlock aumenta a área de superfície interna para um sucesso clínico duradouro
- Proporciona uma superfície facial esmaltada para uma melhor estética
- Desgaste ultra reduzido
- Evita a possibilidade de lascar ou fraturar a face

- Biocompatível
- Proporciona uma melhor resistência
- Autoclavável.

Procedimento para a colocação de coroas EZ-Crown em dentes decíduos:

A preparação do dente e a colocação da coroa para os dentes anteriores e posteriores são semelhantes às do SSC, ou seja

- Seleção da coroa
- Preparação dos dentes nas superfícies lingual, incisal, facial e proximal
- Verificação do ajuste e cimentação da coroa.

23) COROAS MAIS GENTIS:[49]

Os Kinder Krowns oferecem as tonalidades e o contorno mais naturais disponíveis para o paciente pediátrico. Os Kinder Krowns estão disponíveis no mercado desde há 23 anos. A grande profundidade e vitalidade do compósito realista revelam um sorriso natural sem o aspeto "Chiclet" volumoso de outras restaurações. As Kinder Krowns estão disponíveis como coroas anteriores e posteriores.

Os Kinder Krowns® originais foram introduzidos no mercado em 1989. Tal como o logótipo, os Kinder Krowns® evoluíram ao longo dos anos, mantendo-se actualizados com novos materiais e processos.

A introdução do IncisaLock em 1997 revolucionou a medicina dentária pediátrica estética, combinando a estética já inigualável com a resistência de última geração. Os Kinder Krowns são concebidos com IncisaLock™ - a união óptima de procedimentos de colagem de última geração e retenção mecânica. Ao adicionar retenção mecânica e mais compósito, os Kinder Krowns tornam-se fortes sem sacrificar a forma ou a função.

Sistema de polimento patenteado para proporcionar uma superfície microscopicamente livre de riscos que minimiza o desgaste do oponente. O Dr. John Burgess examinou o desgaste do esmalte, tanto polido como vidrado, em comparação com a porcelana e o esmalte natural normalmente utilizados. No seu estudo, a zircónia polida demonstrou 8 vezes menos desgaste no esmalte do que a zircónia vidrada.

As coroas posteriores de zircónia duráveis e realistas são classificadas a 1234 MPa (178.976 psi) e foram concebidas para serem consistentes com outras opções de restauração para facilitar a transição para Kinder Krowns. Estas coroas são consistentes, fáceis de utilizar, e apresentam sempre restaurações bonitas. Kinder Krowns® oferece uma solução superior. Os dentes das pontes pedonais são construídos completamente em compósito, o que os torna mais duráveis do que os dentes em acrílico, e podem ser reparados no consultório. Combinam com qualquer cor de bioform ou vita para seleção de cor. As pontes pedonais personalizadas são também disponibilizadas pela empresa. Os Kinder krowns também podem ser utilizados na criação de pontes fixas para substituir incisivos primários perdidos.

Caraterísticas:

- Sombra estética pedo 1 e 2.
- Durabilidade: As coroas são revestidas com um agente de ligação especial e um compósito dentário durável e de elevada resistência à flexão.
- Facilidade de colocação: As coroas anteriores são uma alternativa que poupa tempo e é menos sensível à técnica do que outras coroas estéticas, coroas de janela de face aberta e coroas de tira. Para melhor satisfazer as necessidades e preferências de colocação, as coroas Kinder Krowns estão disponíveis em comprimento regular ou com 1 mm de comprimento curto.

Vantagens:

- Etiqueta exterior autoclavável e fácil de identificar
- Fabricado com precisão para garantir um ajuste correto
- Superfície exterior rugosa para um manuseamento fácil
- A ausência de contaminação proporciona uma melhor retenção.

24) COROAS CEREC - TODAS AS COROAS DE CERÂMICA - SISTEMA CAD/CAM:[49,69]

Na maioria dos casos, as restaurações CAD/CAM são clinicamente superiores às restaurações feitas pelo homem em termos de ajuste e precisão. As coroas CEREC (Chair side economic restoration of esthetic ceramics) são coroas de cerâmica preparadas pela tecnologia CAD/CAM. As coroas CEREC são compostas por feldspato semelhante ao esmalte e cerâmica de vidro, di-silicato de lítio cimentável e polímeros de alto desempenho. Estes materiais são conservadores dos dentes, biocompatíveis, clinicamente comprovados e duradouros.

O método convencional de colocação de coroas de cerâmica requer duas consultas; durante a primeira consulta, é efectuada a preparação do dente, a moldagem e a entrega do provisório e do molde utilizado para o fabrico da coroa em laboratório. Na segunda consulta, o provisório é removido e a coroa duradoura é colocada no dente.

Procedimento CEREC de colocação de coroa numa só visita (método CAD/CAM):

A coroa CEREC utiliza a tecnologia CAD/CAM (Computer Assisted Design/Computer-Assisted Manufacture) para o fabrico da coroa e todo o procedimento de colocação da coroa será efectuado numa única visita. A coroa é feita por uma tecnologia CAD/CAM, eliminando assim a segunda consulta e a coroa temporária.

O procedimento de preparação do dente é semelhante ao das coroas SSC. Será tirada uma imagem digital do dente preparado utilizando uma câmara especial. Esta imagem é depois convertida num modelo 3D computorizado do dente, que é utilizado como guia para desenhar a nova restauração. Os dados do dente recém-desenhado são enviados para uma máquina de fresagem no local, que fabrica o novo dente a partir de um bloco de cerâmica de alta qualidade. O processo de fresagem pode demorar de 6 a 30 minutos, dependendo da tecnologia exacta e da complexidade do dente.

A mais recente máquina CEREC MCXL pode fresar uma coroa em apenas 6 minutos. Os blocos de cerâmica são fornecidos numa grande variedade de tons e cores, e o dente será selecionado para combinar com os dentes circundantes. Depois de a coroa ou faceta ter sido fresada, pode caracterizá-la e manchá-la para combinar com os dentes circundantes, antes de a polir ou de a esmaltar num forno.

Vantagens da coroa CEREC:

- Consulta de visita única para preparação e colocação de coroas
- Poupança de tempo
- Sem necessidade de coroa provisória
- Esteticamente aceitável
- Duradouro

Desvantagens:

- Têm um melhor aspeto em dentes posteriores, mas não têm a qualidade estética das coroas feitas em laboratório.
- A tecnologia exclusiva CEREC requer uma formação adicional por parte do dentista.

25) COROA METÁLICA DE BASE CERAMO[49]

As ligas de cerâmico-metal são utilizadas para criar a subestrutura de uma ponte ou coroa que terá porcelana cosmética fundida nas suas superfícies visíveis. A Associação Dentária Americana tem três classes de ligas de coroas e pontes. São as seguintes:

- *Ligas de alta nobreza:*

As ligas de ceramometal de alta nobreza têm normalmente a cor do ouro branco (cor prateada). O aspeto de ouro branco deve-se à adição de metais como a platina e o paládio. Estes metais melhoram a resistência e a rigidez da prótese, tornando-a mais adequada para suportar a camada cosmética de porcelana que é aplicada na sua superfície exterior.

- *Ligas nobres:*

As ligas nobres têm pouco ou nenhum ouro. O ouro foi substituído por outros metais preciosos, como a prata e o paládio. Isto resultou inicialmente numa liga que era significativamente mais barata do que as ligas altamente nobres. Recentemente, o preço do paládio aumentou e a diferença de preço deixou de ser significativa.

- *Ligas de metais de base:*

As ligas de metais comuns não contêm metais nobres. Consequentemente, o seu preço é significativamente mais baixo do que o das ligas altamente nobres e nobres. Ao longo dos anos, estas ligas provaram funcionar bem como próteses dentárias. São geralmente uma liga de níquel e crómio, o que faz com que sejam muito rígidas. Este facto pode ser uma vantagem significativa no fabrico de pontes de grande extensão. A rugosidade microscópica da superfície desta liga, depois de ter sido condicionada com ácido, faz com que seja a liga de eleição no fabrico de pontes coladas (Maryland).

Uma vez que estas ligas contêm normalmente níquel, é preferível evitar a utilização desta liga em doentes com alergia ao níquel. As alergias não são um problema com as ligas altamente nobres e as ligas nobres. As ligas de metais nobres e básicos evoluíram para utilização dentária durante o período após o levantamento da regulação dos preços do ouro e a subida drástica do preço do ouro. Recentemente, o preço dos metais utilizados nas ligas nobres aumentou; consequentemente, existe apenas uma diferença mínima de preço entre as ligas altamente nobres e as ligas nobres. As ligas de metais comuns continuam a ser substancialmente mais baratas.

26) COROA BIOLÓGICA[49,72,73]

Em 1964, Chosak e Eildeman publicaram o primeiro relato de caso sobre a reinserção de um fragmento de incisivo fracturado, que foi tratado endodonticamente com pino e núcleo fundidos. A recolocação de fragmentos utilizando dentes naturais é uma técnica conhecida como restauração biológica. A restauração biológica corresponde à estética e ao padrão dos dentes naturais. As restaurações biológicas são um tratamento alternativo para os dentes decíduos. As restaurações biológicas são feitas a partir de fragmentos de dentes selecionados de dentes naturais extraídos ou de um banco de tecidos dentários e coladas com cimento compósito de polimerização dupla aos dentes preparados.

Os pilares e núcleos biológicos são fabricados a partir de dentina radicular de dentes naturais extraídos. A presença de uma estrutura semelhante pode permitir a absorção e dissipação do stress. A restauração biológica utilizando pilar e núcleo naturais pode proporcionar uma estética natural. As restaurações biológicas de pilar e núcleo, coroa e faceta são comparativamente mais baratas do que outros materiais estéticos. Estas restaurações são efectuadas facilmente sem necessidade de equipamento sofisticado.

Existem 2 métodos de restauração dentária com restaurações biológicas

- Restauração biológica autógena - feita quando o fragmento fracturado está disponível em condições satisfatórias. Fragmento de dente obtido do próprio paciente.

- De dentes extraídos doados. Fragmento de dente obtido de um dador ou de um banco de dentes. O dente biológico pode ser obtido a partir de um banco de dentes, onde é armazenado e esterilizado após uma destartarização completa e remoção de tecidos moles, restos periodontais e tecido pulpar dos canais radiculares. Os dentes foram mantidos a 40°C em solução salina equilibrada de Hank, com identificação do dador e parâmetros dentários como dimensões, cor, forma, tamanho e idade.

A combinação de fragmento de dente, adesivo e material de restauração proporciona um bom resultado funcional e estético. Em caso de perda grave da estrutura dentária, pode ser efectuada a colocação intra-canal do dente natural.

A utilização da restauração biológica como pilar e núcleo tem mostrado resultados promissores. Trata-se de uma alternativa económica.

LIMITAÇÕES:

- Falta de aceitação por parte dos doentes
- Falta de disponibilidade de dentes com estrutura e cor semelhantes
- O fabrico de pós necessita de um sistema tecnicamente sólido
- A adaptação do pilar natural ao canal radicular pode ser menos exacta - dificuldades em obter uma estrutura sem fissuras
- A longevidade é afetada por muitos factores, como o desenho, o comprimento, o diâmetro da raiz, a cimentação do efeito da virola, a qualidade e a quantidade da estrutura dentária remanescente.

É necessário determinar uma propriedade bioquímica das restaurações biológicas para uma utilização clínica a longo prazo.

PREPARAÇÃO DOS DENTES:

Preparar a parte coronal do dente para receber a coroa biológica

FABRICO DA PARTE DA COROA:

- Selecionar a coroa biológica medindo a dimensão mesiodistal. Autoclavar o dente biológico selecionado a 121°C durante 15 minutos. A porção coronal do dente esterilizado selecionado deve ser cortada na junção cementária e a coroa biológica deve ser preparada através da escavação interna e da porção cervical, deixando aproximadamente 1 mm de dentina com esmalte
- Colocar a coroa biológica no dente preparado e ajustar a coroa biológica para encaixar no dente preparado

AVALIAÇÃO RADIOGRÁFICA:

Confirmar a colocação da coroa biológica no dente preparado com uma radiografia

CIMENTAÇÃO DE COROA BIOLÓGICA:

A porção coronal do dente a ser adaptado e a superfície interna da coroa biológica são condicionadas com ácido fosfórico a 37%, seguido da aplicação do adesivo e fotopolimerização. Posteriormente, aplica-se o cimento de resina de polimerização dupla e posiciona-se a coroa biológica no local até a polimerização estar concluída. Avaliar clinicamente a coroa após a cimentação. Tirar novamente uma radiografia após a cimentação para confirmar a adaptação e cimentação corretas

Vantagens:

- Retenção confortável
- Estética como um dente natural
- O esmalte natural tem um desgaste fisiológico

- Suavidade superficial e adaptação cervical compatíveis com as dos dentes circundantes.
- Evita consultas clínicas longas
- Tempo de tratamento mais curto
- Nenhum procedimento laboratorial
- Barato
- Menor probabilidade de corrosão galvânica
- Preservação da estrutura dentária natural.

Desvantagens:

- A dificuldade em obter dentes com as dimensões e caraterísticas coronais necessárias.
- Problemas na correspondência entre a cor do fragmento e a cor do remanescente dentário.
- Ter fragmentos de dentes de outras pessoas na boca não é uma ideia agradável para alguns pacientes.
- Possíveis hipóteses de fratura da coroa.
- Degradação entre as margens do fragmento e a superfície do dente.

Factores a ter em conta na restauração biológica:

- Tempo passado na cadeira de dentista
- Custo total do tratamento
- Possibilidade de necessidade de reparação

\- Aceitação pelo doente e pelos pais.

27) COROAS DE FIGARO [64, 71, 74] (fig. 15)

As coroas Figaro recentemente introduzidas (2017) têm o potencial de ser uma opção viável entre muitas outras. Estas coroas utilizam filamentos/fibras de fibra de vidro ou quartzo incorporados num material de resina composta cosmética exterior. O compósito de resina é feito de compósito de grau médico, que também é visto em pacemakers, dispositivos de implantes oculares e cocleares, que são muito biocompatíveis. A resistência e a biocompatibilidade com um grau de flexibilidade estão muito mais próximas da estrutura dentária do que as coroas de aço inoxidável e de zircónio. As coroas reproduzem a verdadeira anatomia de um dente natural. Enquanto a zircónia e o SSC são limitados na imitação da forma do dente e se assemelham mais a colinas e vales, a coroa Figaro abraça a verdadeira anatomia do dente, produzindo um resultado esteticamente bonito com cúspides e sulcos. As coroas Figaro podem ser ajustadas para fins cosméticos, de retificação e/ou de oclusão excêntrica. Esta é uma caraterística que nenhuma outra coroa pré-formada permite. Proporcionam a estética e a beleza insuperáveis de uma coroa totalmente branca, ao mesmo tempo que oferecem uma resistência superior e o valor mais elevado disponível no mercado. Poupa tempo e dinheiro. Também:

- Requer menos redução do dente do que a coroa de zircónio
- Não é necessário esperar que o cimento endureça para a entrega
- A espessura da parede desta coroa é de 0,5-1 mm, o que é muito próximo do aço inoxidável e muito mais fino do que outras coroas brancas devido à tecnologia de ajuste flexível, a preparação para a redução do dente é ainda semelhante ao aço inoxidável sem preparação subgengival, pelo que a preparação do dente é menos agressiva.

---

28) COROAS PEDIÁTRICAS EDELWEISS [51, 75] (fig. 16)

Introduzidas em 2018, as coroas pediátricas Edelweiss são as mais recentes adições à gama de restaurações estéticas pediátricas de cobertura total. Estas são feitas de compósito densamente preenchido com vidro de bário sinterizado em camadas e apresentam uma grande biocompatibilidade, comportamento de abrasão natural e fácil reparação. Estão disponíveis em tamanhos pequenos, médios e grandes e oferecem guias de dimensionamento para uma seleção fácil das coroas. A coroa necessita de um ligeiro desbaste no interior, seguido de uma aplicação de condicionamento e colagem e, em seguida, colada ao dente com compósito. No entanto, estas coroas são caras e ainda têm de ser experimentadas clinicamente.

29) NU SMILE BIOFLX [76] (fig. 17)

Nu Smile BioFLX é o mais recente material de coroa pediátrica introduzido pela empresa Nu Smile (Houston, EUA). A coroa Bioflx é construída a partir de um polímero de resina híbrida biocompatível de alto impacto que é utilizado no sector médico quando é necessária uma resistência, durabilidade e flexibilidade extremas. Não contêm metal, não contêm Bis-GMA e são autoclaváveis. São distintamente flexíveis, pelo que são fáceis de colocar no dente. Com uma resistência modesta conhecida como flexão ou ajuste ativo, as coroas BioFlx devem encaixar confortavelmente no dente. Flexionar-se-ão sobre pequenas convexidades do dente. As coroas monocromáticas da cor do dente são capazes de esconder a descoloração de cáries presas. São também resistentes às manchas.

De acordo com o fabricante, a resistência ao desgaste das coroas Bioflx é semelhante à das coroas SSC. A marcação a laser na superfície oclusal interna proporciona uma estética óptima. Diz-se que a redução oclusal deve ser de cerca de 1-1,5 mm, semelhante a uma preparação SSC. Por conseguinte, o tempo de consultório também é curto. Se a oclusão da coroa for ligeiramente elevada, esta auto-adaptar-se-á progressivamente e poderá eventualmente desenvolver uma covinha nesse local, em vez de se desgastar. As coroas BioFlx não são recomendadas para o bruxismo, a técnica Hall ou a manipulação por engaste, mas podem ser aparadas com uma tesoura de coroas, se necessário. Para a cimentação, recomenda-se a utilização de cimentos de ionómero de vidro modificados com resina auto-endurecedora ou cimentos de ionómero de vidro. O cimento fotopolimerizável não é recomendado, porque a opacidade da coroa não deixa passar a luz para fixar o cimento. (Perguntas frequentes sobre o NuSmile BioFlx). Uma vez que o Bioflx é o material mais recente, não existe nenhum estudo na literatura que o compare com outros materiais. São necessários estudos futuros sobre este material.

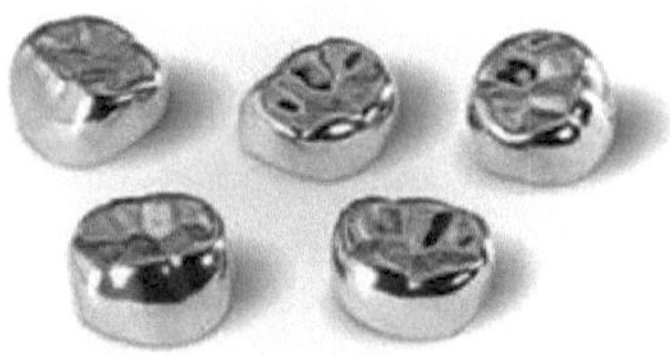

Figura.12. Coroa em aço inoxidável

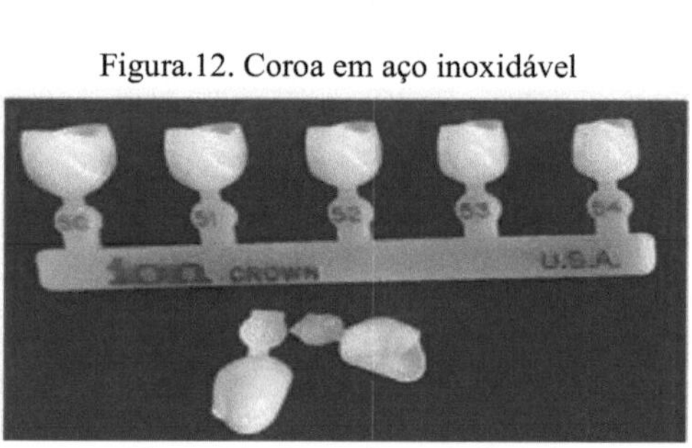

Figura.13. Coroa de caranguejo

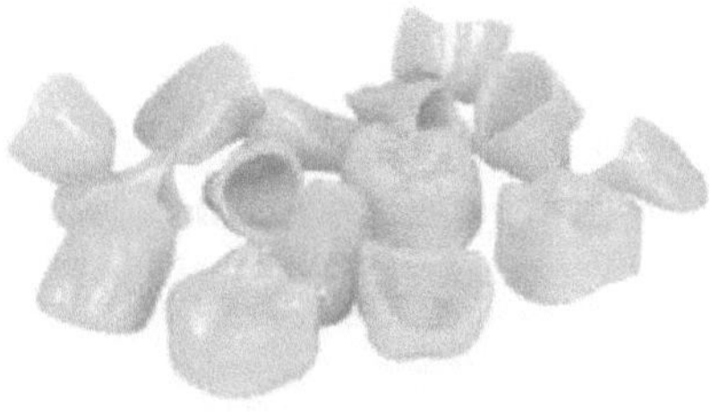

Figura.14. Coroa de Kudos

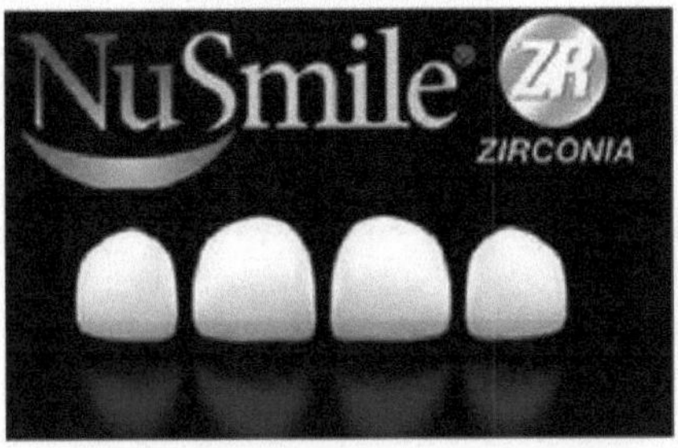

Figura.15. NuSmile Zircónia

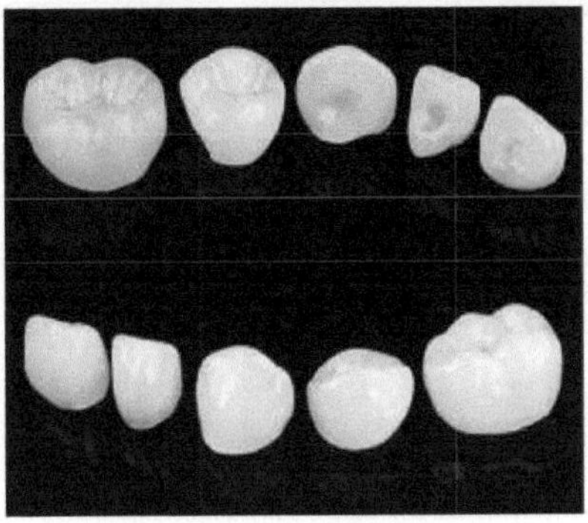

Figura.16. Coroa de Edelweiss

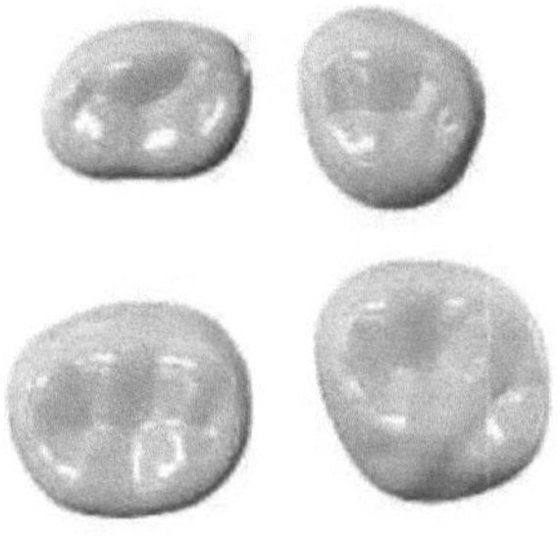

Figura.17.Corações NuSmile Bioflex

CAPÍTULO 5

DISCUSSÃO

A cárie dentária é definida como a destruição dos tecidos dentários causada por ácidos que ocorrem como resultado da fermentação de hidratos de carbono introduzidos no corpo por bactérias (Ustun e Koruyucu, 2021). A cárie dentária é uma doença infecciosa e ainda hoje deve ser considerada um grave problema de saúde pública. De acordo com o relatório da OMS de 2003, 60-90% das crianças em idade escolar são afectadas pela cárie dentária (Garg et al., 2016). As tarefas dos dentes decíduos incluem proporcionar estética, fonação e função até à erupção dos dentes permanentes, orientar os dentes permanentes e manter o espaço (Ustun e Koruyucu, 2021).

A presença de dentes decíduos na boca até à altura da esfoliação é importante para o desenvolvimento dos maxilares das crianças. Enquanto os dentes decíduos cariados afectam negativamente o crescimento e o desenvolvimento da criança com dor e infeção, causam uma diminuição da auto-confiança da criança com o seu efeito negativo na estética e também afectam o desenvolvimento psicológico e social da criança (Sztyler et al., 2022). Existem alguns factores a considerar no tratamento de dentes severamente destruídos em pacientes pediátricos. Estes são principalmente a cooperação da criança, a manutenção da estrutura dentária e a satisfação dos pais. (Garg et al., 2016; Rezvi et al., 2021) A restauração do dente primário deve ser durável, estética, retentiva e forte. Porque se espera que esteja presente na boca e sirva a função até que o dente primário seja esfoliado (Yang e Mani, 2016).

Durante muitos anos, as restaurações em dentes com perda excessiva de tecido foram realizadas com cimentos de ionómero de vidro (GIC), amálgama, compómero e materiais compostos de resina. No entanto, a técnica de restauração com resina apresenta falhas como a sensibilidade pós-operatória, a formação de cáries secundárias, a fratura do dente ou da resina e a descoloração a longo prazo (Pei e Chen, 2023). Por isso, nos últimos anos, a AAPD recomenda que os dentes com perda excessiva de tecido, defeitos de desenvolvimento, pulpotomia ou pulpectomia devem ser restaurados com coroas (AAPD, 2022). Assim, pode-se garantir que a dimensão mesio-distal dos dentes decíduos seja preservada, a integridade estrutural do dente seja preservada e a vida útil do dente seja aumentada (Mulder et al., 2018). Embora cada material de restauração utilizado tenha as suas próprias vantagens e desvantagens, os estudos que comparam estes materiais em termos de taxa de sobrevivência, formação de cáries secundárias e durabilidade referem que os resultados mais bem sucedidos são observados em restaurações efectuadas com coroas pré-fabricadas. (Roberts et al.,2005; Sztyler et al.,2022).

As indicações para a restauração coronal completa de dentes decíduos são cáries multi-superficiais, envolvimento do bordo incisal, descalcificação cervical grave, má higiene oral, após pulpotomia ou pulpectomia, perda da maioria da estrutura dentária, defeitos de desenvolvimento e dentes descoloridos que são esteticamente desagradáveis (Waggoner et al, As coroas pediátricas utilizadas na clínica devem ser fáceis de aplicar, resistentes às forças mastigatórias, não prejudicar o dente oposto, ser biocompatíveis com os tecidos circundantes e não impedir a higiene oral.

Estudos Internacionais em Ciências da Saúde 157 (Sztyler et al., 2022). A restauração coronal completa de dentes anteriores com perda excessiva de tecido é um método de tratamento preferido tanto pelos pacientes pediátricos como pelos seus pais, especialmente em termos de estética e fonação. No entanto, a restauração estética dos dentes anteriores é difícil devido à

proximidade da polpa do dente primário à superfície, ao tamanho reduzido dos dentes, ao esmalte relativamente fino e à área de superfície para colagem, às preocupações com o comportamento da criança e, finalmente, aos custos do tratamento. (Shah et al., 2004; Sathyaprasad et al., 2020). Atualmente, as coroas de aço inoxidável (SSC), as SSC de face aberta, as SSC prevenidas, as coroas de policarbonato, as coroas em tira, as coroas produzidas com um sistema CAD/CAM e as coroas de zircónio são as restaurações de coroa mais utilizadas no tratamento de dentes decíduos. (Ustun e Koruyucu,
2021). A SSC aberta, a SSC preveneerizada, a coroa em tira, a coroa em zircónio e as coroas em fibra de vidro (coroas Figaro) estão entre os materiais de coroa mais preferidos nas restaurações anteriores.

Cada material e técnica tem as suas próprias vantagens e desvantagens. A quantidade de tecido dentário remanescente, a situação financeira do doente, a capacidade de proporcionar um controlo adequado da humidade, a cooperação da criança e as expectativas estéticas desempenham um papel importante na escolha do material. O dentista deve escolher uma solução prática, adequada e durável, que é preenchida por uma familiaridade completa com várias formas de coroas. Os dentistas pediátricos têm desafios em fornecer a estes dentes restaurações agradáveis, melhorando a estética e também gerindo o espaço e a função (Sathyaprasad et al., 2020).

O aspeto inestético das coroas de aço inoxidável surge como uma desvantagem significativa para os dentes decíduos anteriores e posteriores. Para resolver esta desvantagem, foram criadas, ao longo do tempo, coroas de aço inoxidável pré-fabricadas e coroas de aço inoxidável de face aberta. (Kindelan et al., 2008). Estudos controlados a longo prazo na literatura referem que a SSC apresenta uma elevada estabilidade e taxa de sucesso. Em contraste, as restaurações efectuadas com SSC prevenidas e coroas de resina mostraram mais fragilização. Ainda há necessidade de mais opções com uma aparência mais estética e elevada estabilidade, especialmente para restaurações anteriores (Pei e Chen, 2023). Em estudos que compararam coroas de aço inoxidável com outros materiais de restauração, há evidências de que as coroas de aço inoxidável proporcionam resultados clínicos mais bem sucedidos do que as restaurações de amálgama a longo prazo (Dhar et al, 2015). Uma revisão de cinco estudos concluiu que a taxa média de insucesso a cinco anos para amálgama de Classe II foi de 26%, enquanto a taxa média de insucesso a cinco anos para coroas metálicas pré-fabricadas foi de 7% (Randall, 2002). Em estudos com dentes pulpotomizados, a SSC não teve uma vantagem significativa sobre outros materiais de restauração. No entanto, os dentes pulpotomizados com restaurações de compósito multi-superfície mostraram mais fugas marginais e integridade marginal prejudicada. Assim, necessitaram de mais manutenção do que os dentes com SSC (AAPD, 2022).

Existem muitos estudos na literatura que avaliam o sucesso das coroas de zircónio. Em estudos que avaliaram a satisfação dos pais e o sucesso clínico das coroas de zircónio pediátricas anteriores, foi relatado que as coroas apresentam resultados bem-sucedidos em termos de retenção, saúde gengival, desgaste dentário oposto, cor e satisfação dos pais (Holsinger et al., 2016; Lopez Cazaux wt al., 2017). Da mesma forma, numa meta-análise, as coroas de zircónia para dentes primários foram associadas a uma melhor saúde gengival, elevada resistência à fratura, boa retenção e adaptação marginal, estabilidade da cor, elevada satisfação parental, superfície de resistência cosmética lisa e sem cáries recorrentes (Alzanbaqi et al., 2022). No entanto, a zircónia é mais dura do que o dente. Em estudos com acompanhamento de 6 meses a 1 ano, foi observada abrasão nos dentes naturais opostos.

Quando as coroas de zircónia e os materiais de resina são comparados em restaurações de dentes anteriores, observa-se que as coroas de zircónia são mais fortes, embora tenha sido relatado que as zircónias são mais propensas a fracturas ou lascas em restaurações de dentes molares primários do que as SSC (Pei e Chen, 2023). De acordo com um estudo que comparou a satisfação dos pais com várias coroas, os pacientes/pais tiveram a maior satisfação com as coroas de zircónia, coroas pré-fabricadas e coroas de tiras, respetivamente (Salami et al., 2015). Numa meta-análise que comparou o sucesso clínico e a compatibilidade gengival de SSCs e coroas de zircónia, foi afirmado que a conformidade gengival das coroas de zircónia foi mais bem-sucedida e a acumulação de placa foi menor do que a de SSC. No entanto, foi enfatizado que a escolha do material deve ser feita através da avaliação da condição clínica do paciente, uma vez que o desgaste no dente oposto pode ser observado nas coroas de zircónia (Pei e Chen, 2023).

Uma grande variedade de coroas anteriores pediátricas pré-formadas e personalizadas tornou-se disponível para os dentistas pediátricos para restaurar o sorriso das crianças, especialmente na última década. Qualidades como a excelência na estética, durabilidade e retenção parecem estar a sobrepor-se entre estas coroas emergentes. As PVSSCs, as coroas à base de zircónio e compósito acrescentaram novas dimensões às restaurações estéticas de cobertura total para crianças. No entanto, a escolha da coroa depende da preferência e competência do operador, do comportamento do paciente, da oclusão, da estrutura dentária remanescente, das expectativas dos pais e da acessibilidade económica. No entanto, são encorajados mais ensaios clínicos aleatórios para orientar os clínicos na escolha de coroas anteriores adequadas para a sua prática dentária.

CONCLUSÃO

Até agora, a estética era priorizada na região anterior para determinar a estratégia de tratamento a ser utilizada na restauração coronal completa de dentes com perda significativa de tecido em pacientes pediátricos, enquanto a função ganhava importância na região posterior. Atualmente, a estética tornou-se a principal escolha das famílias, tanto na região anterior como na posterior. No entanto, devido ao elevado custo dos materiais com elevada estética, continua a ser frequente a utilização de coroas de aço inoxidável e das suas modificações esteticamente mais agradáveis.

Cada técnica e material tem as suas próprias vantagens e desvantagens. Embora não existam provas suficientes para afirmar que uma restauração é superior a outra, os dentistas têm vindo a utilizar muitas destas coroas com eficácia. A decisão final sobre o material da coroa é influenciada pelas preferências do clínico, factores económicos e idade da criança, necessidades estéticas e de fonação, facilidade de aplicação do material, tempo de vida e sucesso clínico do material, duração do tratamento, comportamento da criança, controlo da hemorragia e controlo da humidade.

Embora os materiais utilizados no passado para restaurações coronárias completas de pacientes pediátricos ainda estejam a ser utilizados, os novos materiais que são mais estéticos, fáceis de aplicar e com elevado sucesso clínico são os preferidos. No entanto, são necessários mais estudos clínicos com períodos de acompanhamento mais longos para estes novos materiais e continuarão a ser desenvolvidos novos materiais até os clínicos encontrarem o material de coroa ideal.

Bibliografia

1. Chadha T, Yadav G, Tripathi AM, Dhinsa K, Arora D. Tendências recentes da estética em odontopediatria. Int J Oral Health Med Res 2017;4:70-5.

2. Nerkar RS. Revoluções estéticas recentes em dentisteria pediátrica: Uma revisão. Int J Oral Health Med Res 2017;4:80-2.

3. Berg JH. O continuum de materiais de restauração em dentisteria pediátrica - Uma revisão para o clínico. Pediatr Dent 1998;20:93-100.

4. Indira MD, Dhull KS, Nandlal B, Praveen Kumar PS, Dhull RS. Restauração biológica em Odontopediatria: Uma breve visão. Jornal Internacional de Odontopediatria Clínica 2014; 7(3): 197-201.

5. Ghosh A, Zahir S. Avanços recentes em coroas anteriores estéticas pediátricas. Int J Pedod Rehabil 2021;5:35-8.

6. Chadha T, Yadav G, Tripathi AM, Dhinsa K, Arora D. Tendências recentes da Estética em Odontopediatria. Int J Oral Health Med Res 2017;4(4):70-75.

7. Ritter AV. Sturdevant's art & science of operative dentistry-e-book. 7th Ed. Elsevier Ciências da Saúde; 2019.

8. Goldstein RE: Esthetics in dentistry, Filadélfia, 1976, JB Lippincott.

9. Levin EI: A estética dentária e a proporção áurea. J Prosthet Dent 40:244, 1978.

10. Borissavlievitch M: o número de ouro, Londres, 1964, Alec Tiranti.

11. Preston JD: a proporção áurea revisitada. J Esthet Dent 5:247-251, 1993.

12. Shrestha S, Koirala B, Dali M, Birajee G. Coroas anteriores em Odontopediatria: Uma revisão. J Nepalese Assoc Pediatr Dent. 2020;1(1):32-8.

13. Wilson A D, Kent B.E O cimento de ionómero de vidro, um novo cimento translúcido para a medicina dentária ,J . Appl. Chem. Biotechnol. 1971;21:313

14. Sharanbir k. sidhu, John W. Nicholson A Review of glass ionomer cements for clinical dentistry; J. functBiomater. 2016 set; 7 (3) :16

15. Rupp F, Axmann D, Jacobi A, Groten M, Geis-Gerstorfer J. Hidrofilicidade de materiais de impressão elastoméricos não aquosos durante a presa. Dental Materials. 2005 Feb 1;21(2):94-102

16. Gorb, E., Haas, K., Henrich, A., Enders, S., Barbakadze, N. &Gorb, S. 2005 Estrutura composta da camada de cera epicuticular cristalina da zona escorregadia nos jarros da planta carnívora Nepenthes alata e seu efeito na fixação do inseto. J. Exp. Biol. 208, 4651-4662.

17. Rajasekharan S, Martens LC, Cauwels RG, Anthonappa RP. Caraterísticas do material Biodentine™ e aplicações clínicas: uma revisão e atualização da literatura de 3 anos. Arquivos europeus de odontologia pediátrica. 2018 Feb;19(1):1-22.

18. Rashed MF. Avaliação do revestimento de ionómero de vidro modificado com resina (Vitrebond™) versus hidróxido de cálcio como materiais de tratamento indireto da polpa utilizados em lesões cariosas profundas em molares primários: Um Ensaio Clínico Randomizado. Teses CU. 2019.

19. Priyadarshini BI, Jayaprakash T, Nagesh B, Sunil CR, Sujana V, Deepa VL. Avaliação comparativa de um ano do Ketac Nano com cimento de ionómero de vidro modificado por resina e Giomer em lesões cervicais não cariosas: Um ensaio clínico aleatório. Jornal de medicina dentária conservadora: JCD. 2017 maio;20(3):204.

20. Sahoo SK, Meshram GR, Parihar AS, Pitalia D, Vasudevan H, Surana A. Avaliação do efeito de solventes alimentares na resistência de união de compómero, ormocer,

nanocompósito e
Materiais de restauração ActivaBioACTIVE. Jornal da Sociedade Internacional de Odontologia Preventiva e Comunitária. 2019 Sep;9(5):453.
21. Llena C, Fernandez S, Forner L. Estabilidade da cor de compósitos, ormocers e compómeros à base de resina nanohíbrida. Investigações clínicas orais. 2017 May 1;21(4):1071-7.
22. Tao S, Zhu Y, Yuan H, Tao S, Cheng Y, Li J, He L. Eficácia dos fluoretos e CPP-ACP vs monoterapia com fluoretos em lesões precoces de cárie: Uma revisão sistemática e meta-análise. PloS one. 2018 Apr 30;13(4):e0196660.
23. Jha KK. Potencial de remineralização de GC Tooth Mousse e GC Tooth Mousse plus em lesões iniciais de cárie de dentes decíduos - Uma avaliação comparativa in-vitro. REVISTA UNIVERSITÁRIA DE CIÊNCIAS DENTÁRIAS. 2020 Aug 27;6(2):3-10.
24. Vincent, Julian F. V.; et al. (22 de agosto de 2006). "Biomimética: sua prática e teoria". Journal of the Royal Society Interface. 3 (9): 471-482. doi:10.1098/rsif.2006.0127. PMC 1664643.
25. Abdallah RM, Abdelghany AM, Aref NS. A Modificação do Amalgómero com Própolis Altera as suas Propriedades Físico-Mecânicas? Um estudo in vitro. Jornal Internacional de Biomateriais. 2020 maio 11;2020.
26. Kaya MS, Bakkal M, Durmus A, Durmus Z. Propriedades estruturais e mecânicas de uma restauração bulk fill à base de giómeros em diferentes condições de polimerização. Jornal de Ciência Oral Aplicada. 2018;26.
27. Kumar K, Anagha C, Archana SP, Selvabalaji A, Vasanthakumari A, Dhivya S. Avaliação comparativa da microinfiltração de três materiais de restauração diferentes (Cention N, Zirconomer Improved e Glass Hybrid Restorative System) na classe V
Restauração de cavidades utilizando estereomicroscópio: Estudo in vitro. Jornal de Pesquisa Farmacêutica Internacional. 2022 Feb 17:34-42.
28. Zafar MS, Alnazzawi AA, Alrahabi M, Fareed MA, Najeeb S, Khurshid Z. Nanotecnologia e nanomateriais em odontologia. InAdvanced Dental Biomaterials 2019 Jan 1 (pp. 477-505). Woodhead Publishing.
29. Khurshid Z, Zafar MS, Najeeb S, Nejatian T, Sefat F. Introdução aos biomateriais dentários e seus avanços. InAdvanced dental biomaterials 2019 Jan 1 (pp. 1-5). Woodhead Publishing.
30. Singh S. Avanços no cimento de ionómero de vidro: uma revisão. Indian J. Contemp. Dent. 2019 Jul;7(2):32.
31. Hamdy T. Avanços recentes dos cimentos dentários de ionómero de vidro. Jornal de Biomateriais. 2022 Nov 30;1(11):1-2.
32. Leung GK, Wong AW, Chu CH, Yu OY. Atualização sobre materiais de cimentação dentária. Revista de Odontologia. 2022 Nov 3;10(11):208.
33. Anusavice, k. j, Restorative resins in Philips science of Dental materials first edition of south Asia, Elsevier, India
34. Sturdevants Art and Science of Operative Dentistry ,6th edition
35. Clinical Operative Dentistry Principles And Practice By Ramya Raghu, 2nd edition
36. Willems G, Lambrechts P, Braem M, Celis JP, Vanherle G. Uma classificação dos compósitos dentários de acordo com as suas caraterísticas morfológicas e mecânicas. Dental Materials. 1992 Sep 1;8(5):310-9.
37. Fortin D, Vargas MA. O espetro dos compósitos: novas técnicas e materiais. O Jornal da

Associação Dentária Americana. 2000 Jun 1;131:26S-30S.
38. Chesterman J, Jowett A, Gallacher A, Nixon P. Bulk-fill resin-based composite restorative materials: a review. British dental journal. 2017 Mar;222(5):337-44.
39. Kugel G, Perry R. Resinas compostas diretas: uma atualização. Compêndio de formação contínua em medicina dentária (Jamesburg, NJ: 1995). 2002 Jul 1;23(7):593-6.
40. Marwaha J, Goyal R, Sharma Y, Mohanta S. Recent Advancement In Composites-A.
41. Gayathri R menon et al, Avanços recentes em materiais compósitos de restauração. J. Int. de Avanços Recentes e Investigação Multidisciplinar 2016; 03 ;1528- 1530
42. Diba M, Spaans S, Ning K, Ippel BD, Yang F, Loomans B, Dankers PY, Leeuwenburgh SC. Biomateriais auto-reparadores: From molecular concepts to clinical applications. Interfaces de materiais avançados. 2018 Sep;5(17):1800118.
43. Dave BH, Shah VU, Bargale S, Deshpande A, Patel R, Sura S. Avaliação da perceção dos pais em relação ao sorriso das crianças de acordo com a escala visual analógica. J Integr Health Sci 2018;6:41-4.
44. Yang JN, Mani G. Crowns for primary anterior teeth. Int J Pedod Rehabil. 2016;1(2):75-8.
45. Waggoner WF. Restauração de dentes anteriores primários: atualizado para 2014. Pediatr Dent. 2015 Mar-Abr;37(2):163-70. [PubMed]
46. B Amrutha. Coroas Dentárias Coloridas em Odontopediatria - Uma Revisão. Int. J. Curr. Res. 2019;11(5):4098-104. [Texto Completo | DOI]
47. Christensen GJ. Relatório clínico sobre coroas pediátricas estão a crescer: Reprint. 2012. Recuperado em 4 de outubro. Disponível em: https://www.cliniciansreport.org/uploads/files/164/201211PedoCrowns.pdf. [Link]
48. Sahana S, Vasa AAK, Sekhar R. Coroas estéticas para dentes decíduos: uma revisão. Ann. essences dent. 2010;2(2):87-93.
49. Babaji P. Coroas em Odontopediatria. 1ªed. Jaypee Pub Ltd; 2015.p.2.
50. Dumne SL, Patel HJ, Lath T, Meghpara M, Tha R, Chanchad J. Coroas semipermanentes em Odontopediatria: A Review. Anais da Sociedade Romena de Biologia Celular. 2021 maio 7:3038-44.
51. Shrestha S, Koirala B, Dali M, Birajee G. Coroas anteriores em Odontopediatria: Uma revisão. J Nepalese Assoc Pediatr Dent. 2020;1(1):32-8.
52. Garg, V.; Panda, A.; Shah, J.; Panchal, P. Crowns in pediatric dentistry: Uma revisão. J. Adv. Med. Dent. Sci. Res. 2016, 4, 41-46.
53. Nash, D.A. A coroa de níquel-crómio para a restauração de dentes decíduos posteriores. JADA 1981, 102, 44-49.
54. Sajjanshetty, S.; Patil, P.; Hugar, D.; Rajkumar, K. Coroas metálicas pré-formadas pediátricas - uma atualização. J. Dent. Allied Sci. 2013, 2, 29-32.
55. Dimitrova, M.G.; Dimitrov, E.; Andreeva, R. Indicações para a utilização de coroas pré-formadas em dentisteria pediátrica. J. Med. Dent. Pr. 2016, 3, 439-445.
56. Mittal, G.K.; Verma, A.; Pahuja, H.; Agarwal, S.; Tomar, H. Coroas estéticas em odontopediatria: Uma revisão. Int. J. Contemp. Med. Res. 2016, 3, 1280-1282.
57. Champagne, C.; Waggoner, W.; Ditmyer, M.; Casamassimo, P.S.; MacLean, J. Parental satisfaction with preveneered stainless steel crowns for primary anterior teeth. Pediatr. Dent. 2008, 29, 465-469.
58. Kupietzky, A. Coroas de tira de resina composta coladas para incisivos primários: Conselhos clínicos para um resultado bem sucedido. Pediatr. Dent. 2002, 24, 145-148.

59. Muhamad, A.H.; Abdulgani, A. Técnica de coroas em tira para restauração de dentes anteriores decíduos: Relato de caso. IOSR J. Dent. Med. Sci. 2015, 14, 48-53.
60. Nuvvula, S.; Kamatham, R. Tratamento da mordida cruzada anterior na dentição decídua com coroas estéticas: Relato de 3 casos. Pediatr. Dent. 2012, 34, 339-342.
61. Aiem, E.; Smail-Faugeron, V.; Muller-Bolla, M. Coroas pediátricas pré-formadas estéticas: Revisão sistemática. Int. J. Paediatr. Dent. 2017, 27, 273-282.
62. Venkataraghavan, K.; Chan, J.; Karthik, S. Coroas de policarbonato para dentes decíduos revisitadas: Opções de restauração, técnica e relatos de casos. J. Indian Soc. Pedod. Prev. Dent. 2014, 32, 156-159.
63. Christensen, G.J. As coroas pediátricas estão a crescer. Clin. Rep. 2012, 5, 1, 3-4.
64. B Amrutha. Coroas Dentárias Coloridas em Odontopediatria - Uma Revisão. Int. J. Curr. Res. 2019;11(5):4098-104
65. Coroas provisórias pediátricas - Coroas Kudos. Recebido em 6 de outubro de 2020. Castro A, Badr SB, El-Badrawy W, Kulkarni G. Desempenho Clínico de Coroas Pedo Jacket em Dentes Primários Anteriores Maxilares. J Dent Child (Chic). 2016 Sep 15;83(3):125-131.
66. Cohn, C. Pre-Veneered Stainless Steel Crowns-An Aesthetic Alternative; Suplemento da Academia de Terapêutica Dentária e Estomatologia da PennWell Publications: Chicago, IL, EUA, 2012.
67. Sztyler K, Wiglusz RJ, Dobrzynski M. Revisão sobre coroas pré-formadas em dentisteria pediátrica - composição e aplicação. Materiais. 2022 Mar 11;15(6):2081.
68. Chadha T, Yadav G, Tripathi AM, Dhinsa K, Arora D. Tendências recentes da Estética em Odontopediatria. Int J Oral Health Med Res 2017;4(4):70-75.
69. Wilson GM. Coroas revestidas a polietileno de alta densidade para crianças. Patentes Google;
2000. Atualizado em 6 de outubro de 2020. Disponível em: https://patents.google.com/patent/US6106295A/en.
70. Ghosh A, Zahir S. Avanços recentes em coroas anteriores estéticas pediátricas. Int J Pedod Rehabil 2021;5:35-8.
71. Md I, Singh Dhull K, Nandlal B, Kumar Ps P, Singh Dhull R. Restauração biológica em odontopediatria: uma breve visão. Int J Clin Pediatr Dent. 2014 SepDec;7(3):197-201.
72. N G, S R. Restaurações biológicas: um tratamento estético alternativo para a restauração de dentes anteriores decíduos severamente mutilados. Int J Clin Pediatr Dent. 2008 Sep;1(1):42-7
73. Coroas de fígaro. Atualizado em 6 de outubro de 2020. Disponível em: https://figarocrowns.com/.
74. Avanço em Odontopediatria: Coroas pediátricas de sistema direto - edelweiss dentistry. Recebido em 6 de outubro de 2020. Disponível em: https://www.edelweissdentistry. com/wp-content/uploads/2020/03/EW_PediatricCrown_Brochure_02_2020_EN_compressed.pdf.
75. NuSmile BioFlx FAQs.(2023,05,26) tarihinde https://nusmile.com/pages/nusmilebioflx-faqs URL'den eri§im saglanmi§tir.
76. Ustun, O., & Koruyucu, M. (2021). Restaurações de coroa utilizadas em pacientes pediátricos. Instituto de Ciências da Saúde da Universidade de Istambul Jornal de Investigação Avançada em Ciências da Saúde, 4(3), 113-123.
77. Sztyler, K., Wiglusz, R. J., & Dobrzynski, M. (2022). Revisão sobre coroas pré-formadas em Odontopediatria - A composição e aplicação. Materials (Basileia, Suíça), 15(6), 2081.
78. Rezvi, F. B., Mathew, M. G., & Gurunathan, D. (2021). Coroas em Odontopediatria -

Uma Revisão. Anais da R.S.C.B., 25(3), 2530-2539.
79. Pei, S., & Chen M.(2023). Comparação da saúde periodontal de dentes decíduos restaurados com zircónia e coroas de aço inoxidável: Uma revisão sistémica e meta-análise. Jornal da Associação Médica de Formosan, 122(2), 148-156.
80. Academia Americana de Odontopediatria. 2022. Dentisteria restauradora pediátrica. O Manual de Referência de Odontopediatria. Chicago, Illinois: Academia Americana de Odontopediatria; 401-414.
81. Mulder, R., Medhat, R., & Mohamed, N. (2018). Análise in vitro da adaptação marginal e discrepância de coroas de aço inoxidável. Ata Biomaterialia Odontologica Scandinavica, 4(1), 20-29.
82. Roberts, J.F., Attari, N., & Sherriff, M. (2005). A sobrevivência de restaurações de ionómero de vidro modificado por resina e de coroas de aço inoxidável em molares primários, colocadas numa clínica dentária pediátrica especializada. British Dental Journal, 198, 427-431.
83. Waggoner W. F. (2002) Restaurando dentes anteriores primários. Odontopediatria, 24(5), 511516.
84. Sathyaprasad, S., Ilyas, I., & Aravind, A.(2020).Coroas anteriores em odontopediatria: Uma revisão da literatura. Revista Internacional de Investigação Atual, 12(11), 14510- 14515.
85. Shah, P. V., Lee, J. Y., & Wright, J. T. (2004). Sucesso clínico e satisfação dos pais com coroas de aço inoxidável primárias anteriores. Odontopediatria, 26(5), 391395.
86. Kindelan, S., Day,.P., Nichol, R., Willmott, N., & Fayle, S. (2008). Diretrizes clínicas nacionais do Reino Unido em dentisteria pediátrica: Coroas pré-formadas de aço inoxidável para molares primários. Jornal Internacional de Odontopediatria, 18(1), 20-28.
87. Dhar, V., Hsu, K. L., Coll, J. A., Ginsberg, E., Ball, B. M., Chhibber, S., Johnson, M., Kim, M., Modaresi, N., & Tinanoff, N. (2015). Atualização baseada em evidências de procedimentos de restauração dentária pediátrica: Materiais dentários. The Journal of clinical pediatric dentistry, 39(4), 303-310.
88. Randall, R. C. (2002). Coroas metálicas pré-formadas para dentes molares decíduos e permanentes: revisão da literatura. Odontopediatria, 24(5), 489-500.
89. Holsinger, D. M., Wells, M. H., Scarbecz, M., & Donaldson, M. (2016). Avaliação Clínica e Satisfação Parental com Coroas Anteriores de Zircónia Pediátrica. Odontopediatria, 38(3), 192-197.
90. Lopez Cazaux, S., Hyon, I., Prud'homme, T., & Dajean Trutaud, S. (2017). Acompanhamento de vinte e nove meses de uma coroa dentária de zircônia pediátrica. Relatórios de casos BMJ, 2017, bcr2017219891.
91. Alzanbaqi, S. D., Alogaiel, R. M., Alasmari, M. A., Al Essa, A. M., Khogeer, L. N., Alanazi, B. S., Hawsah, E. S., Shaikh, A. M., & Ibrahim, M. S. (2022). Coroas de zircônia para dentes primários: Uma Revisão Sistemática e Meta-Análises. Revista internacional de investigação ambiental e saúde pública, 19(5), 2838.

MIX
Papier aus verantwortungsvollen Quellen
Paper from responsible sources
FSC® C105338

Printed by Books on Demand GmbH, Norderstedt / Germany